全国高等中医药院校教材

临床基础护理技术

主 编 | 李丽萍　陈佩仪

上海科学技术出版社

图书在版编目(CIP)数据

临床基础护理技术 / 李丽萍,陈佩仪主编. —上海：上海科学技术出版社,2010.2(2021.5 重印)
全国高等中医药院校教材
ISBN 978-7-5478-0123-9

Ⅰ. ①临… Ⅱ. ①李…②陈… Ⅲ. 护理-技术-中医学院教材 Ⅳ. ①R472

中国版本图书馆 CIP 数据核字(2010)第 002692 号

临床基础护理技术
主编 李丽萍 陈佩仪

上海世纪出版股份有限公司　出版
上海科学技术出版社
(上海钦州南路 71 号　邮政编码 200235)
上海世纪出版股份有限公司发行中心发行
200001　上海福建中路 193 号　www.ewen.co
常熟市文化印刷有限公司印刷
开本 787×1092　1/16　印张：10.75
字数 230 千字
2010 年 2 月第 1 版　2021 年 5 月第 5 次印刷
ISBN 978-7-5478-0123-9/R·34
定价：20.00 元

本书如有缺页、错装或坏损等严重质量问题,请向工厂联系调换

全国高等中医药院校教材

《临床基础护理技术》编委会名单

主　编	李丽萍(上海中医药大学)
	陈佩仪(广州中医药大学)
副主编	周　洁(上海中医药大学)
	刘月仙(南京中医药大学)
	闫　力(长春中医药大学)
编委会主任	何文忠(上海中医药大学)
编　委	(以姓氏笔画为序)
	卜秀梅(辽宁中医药大学)
	马淑丽(山西中医学院)
	王淑荣(黑龙江中医药大学)
	刘　芳(陕西中医学院)
	杨晓玮(北京中医药大学)
	李跃跃(上海中医药大学)
	李　瑜(广州中医药大学)
	张新宇(上海中医药大学)
	陆海英(上海中医药大学)
	郭　趣(云南中医学院)
	董　璐(上海中医药大学)
	廖晓琴(上海中医药大学)
协　编	姜惠敏

前 言

临床基础护理技术是医疗活动的重要组成部分,临床医务工作者只有熟知各项临床基础护理技术的应用目的和操作要求,才能确保各项医疗服务活动的安全和有效。临床基础护理技术不仅是护理专业主干课程的重点内容,也被大多数医学院校列为医学生的限选课程。编者在该课程的教学中感到,医学生学习临床基础护理技术无论是教学时数或学习内容的侧重点上都与护理专业学生不同。所以,能编写一本符合医学生学习需求的《临床基础护理技术》教材,是非常有意义的工作,也是编写本教材遵循的原则。在编写过程中,力求使本教材体现以下特点。

1. **新视角** 以更有利于医护合作服务于患者的视角,编写一本能客观描述临床常用基础护理技术的操作要求,为医学生熟悉这些临床常用的护理技术和培养他们实际动手能力搭建教学平台。介绍和链接各项护理技术的发展和相关的中医技术,期望为学习者提供更宽泛的学习空间、全面了解临床基础护理技术。

2. **精内容** 从医学生学习目的出发组织教材内容,精选与临床医疗工作关系密切的临床基础护理技术,阐述各项护理技术使用目的和操作原则,从保证技术质量要求解释操作的注意事项,归并和精简护理技术操作步序。

3. **重实用** 充分考虑医学生学习临床基础护理技术的特殊性。对常用护理技术编制操作流程图,以便于学生掌握重点环节内容;课后案例思考题,可以帮助学生将学习内容与临床护理技术的应用相结合,促进医学生学以致用学习目标的实现。

本教材从酝酿之初就得到上海中医药大学教务处和护理学院领导的关注和支持,教材自始至终在学校课程与教材建设委员会专家的悉心指导下完成。本教材有来自全国10所中医药大学的17位教师参与编写,各位编者相互切磋、通力合作,在中医技术的编写中得到上海龙华医院何颂华主任的评审,在此对参编院校各级领导、专家和编者以及所有文献资料的作者表示衷心感谢。

由于本教材的编写角度和内容组织与以往护理技术教材有所不同,教材还需要在使用中逐步完善。限于编者的学识和水平,教材之中难免有欠缺、不当甚至错误之处,敬请护理同仁和广大读者予以批评指正。

李丽萍　陈佩仪
2009 年 12 月

目 录

第一章　预防与控制医院感染技术 ………………………………… 1

第一节　医院感染 ……………………………………………………… 1
一、医院感染的分类 …………………………………………………… 1
二、医院感染发生的原因 ……………………………………………… 2
三、预防与控制医院感染 ……………………………………………… 2

第二节　清洁、消毒、灭菌 …………………………………………… 3
一、清洁、消毒、灭菌的概念 ………………………………………… 3
二、清洁、消毒、灭菌的方法 ………………………………………… 4

第三节　洗手与手的消毒 ……………………………………………… 7
一、洗手与卫生手消毒 ………………………………………………… 8
二、特殊感染后刷手法 ………………………………………………… 9
三、外科手消毒 ………………………………………………………… 9

第四节　无菌技术 ……………………………………………………… 11
一、无菌技术相关概念 ………………………………………………… 11
二、无菌原则 …………………………………………………………… 11
三、常用无菌技术操作 ………………………………………………… 11

第五节　隔离技术 ……………………………………………………… 15
一、概述 ………………………………………………………………… 15
二、隔离消毒原则 ……………………………………………………… 16
三、隔离种类与隔离要求 ……………………………………………… 17
四、隔离技术基本操作法 ……………………………………………… 17

第二章　给药技术 ……………………………………………………… 20

第一节　概述 …………………………………………………………… 20
一、药物的种类 ………………………………………………………… 20

二、给药原则 ……………………………………………… 21
三、给药途径 ……………………………………………… 21
四、给药时间和次数 ……………………………………… 21
第二节 口服给药法 ………………………………………… 22
一、目的 …………………………………………………… 22
二、操作前准备 …………………………………………… 23
三、操作步骤 ……………………………………………… 23
四、注意事项 ……………………………………………… 23
第三节 注射术 ……………………………………………… 23
一、注射原则 ……………………………………………… 24
二、药物抽吸技术 ………………………………………… 25
三、常用注射术 …………………………………………… 27
第四节 雾化吸入术 ………………………………………… 36
一、超声雾化吸入 ………………………………………… 36
二、氧气雾化吸入 ………………………………………… 37
第五节 其他给药术 ………………………………………… 38
一、滴入给药术 …………………………………………… 38
二、直肠给药术 …………………………………………… 39
三、阴道给药术 …………………………………………… 40

第三章 输液和输血技术 …………………………………… 44

第一节 静脉输液 …………………………………………… 44
一、静脉输液概述 ………………………………………… 44
二、常用静脉输液法 ……………………………………… 47
三、输液过程管理 ………………………………………… 53
第二节 静脉输血 …………………………………………… 57
一、静脉输血概述 ………………………………………… 57
二、血液制品与作用 ……………………………………… 57
三、血型交叉配血试验 …………………………………… 58
四、自体输血 ……………………………………………… 59
五、静脉输血法 …………………………………………… 60
六、输血反应与防治措施 ………………………………… 62

第四章 促进有效呼吸技术 ………………………………………………… 66

第一节 改善呼吸功能技术 ………………………………………………… 66
一、呼吸康复技术 ………………………………………………… 66
二、吸痰术 ………………………………………………………… 68

第二节 氧气吸入技术 ……………………………………………………… 70
一、缺氧分类与氧疗 ……………………………………………… 70
二、缺氧程度判断 ………………………………………………… 71
三、氧气吸入适应证 ……………………………………………… 71
四、供氧设备 ……………………………………………………… 71
五、安全用氧 ……………………………………………………… 73

第三节 常用给氧方法 ……………………………………………………… 73
一、临床常用给氧方法 …………………………………………… 74
二、给氧效果评价 ………………………………………………… 76

第五章 卧位与安全 …………………………………………………………… 79

第一节 各种卧位 …………………………………………………………… 79
一、常用卧位 ……………………………………………………… 79
二、体位更换术 …………………………………………………… 82

第二节 约束术 ……………………………………………………………… 83
一、目的 …………………………………………………………… 83
二、操作前准备 …………………………………………………… 84
三、操作方法 ……………………………………………………… 84
四、注意事项 ……………………………………………………… 84

第三节 搬运技术 …………………………………………………………… 85
一、目的 …………………………………………………………… 86
二、操作前准备 …………………………………………………… 86
三、操作步骤 ……………………………………………………… 86

第六章 促进排尿技术 ………………………………………………………… 89

第一节 概述 ………………………………………………………………… 89
一、尿道的解剖特点 ……………………………………………… 89
二、异常排尿的类型 ……………………………………………… 90

第二节　常用导尿技术 …… 92
　一、一次性导尿术 …… 92
　二、留置导尿管术 …… 94
　三、耻骨上膀胱穿刺术 …… 95

第七章　灌肠术 …… 99

第一节　概述 …… 99
　一、与排便有关的解剖与生理特点 …… 99
　二、异常排便类型与临床表现 …… 100

第二节　常用灌肠技术 …… 101
　一、大量不保留灌肠 …… 101
　二、小量不保留灌肠 …… 103
　三、保留灌肠 …… 104
　四、清洁灌肠 …… 105

第八章　胃插管术 …… 107

第一节　鼻饲法 …… 107
　一、目的 …… 107
　二、分类 …… 107
　三、操作前准备 …… 108
　四、操作步骤 …… 108
　五、注意事项 …… 109

第二节　洗胃法 …… 110
　一、洗胃目的 …… 110
　二、洗胃方法 …… 110

第九章　标本采集技术 …… 115

第一节　血标本的采集 …… 115
　一、静脉血液标本 …… 115
　二、动脉血液标本 …… 116

第二节　尿标本的采集 …… 118
　一、尿液观察 …… 118
　二、尿标本采集 …… 118

第三节　粪标本的采集 …………………………………… 119
　　一、粪便观察 ……………………………………………… 119
　　二、粪标本采集 …………………………………………… 120
第四节　痰标本的采集 …………………………………… 121
　　一、目的 …………………………………………………… 121
　　二、操作前准备 …………………………………………… 121
　　三、操作步骤 ……………………………………………… 121
　　四、注意事项 ……………………………………………… 122

第十章　心肺复苏和重症监护技术 …………………………… 123
第一节　心肺复苏 ………………………………………… 123
　　一、心肺复苏术 …………………………………………… 124
　　二、电除颤术 ……………………………………………… 127
第二节　重症监护术 ……………………………………… 129
　　一、心电监护仪 …………………………………………… 129
　　二、人工机械通气治疗 …………………………………… 131

第十一章　中医护理技术 ………………………………………… 134
第一节　中药外用 ………………………………………… 134
　　一、中药外敷 ……………………………………………… 134
　　二、中药湿敷 ……………………………………………… 135
　　三、浴疗 …………………………………………………… 136
　　四、中药离子导入 ………………………………………… 138
第二节　其他技术 ………………………………………… 140
　　一、刮痧法 ………………………………………………… 141
　　二、熨疗法 ………………………………………………… 142
　　三、蜡疗法 ………………………………………………… 143
　　四、天灸疗法 ……………………………………………… 144
　　五、开天门疗法 …………………………………………… 145

第十二章　临终关怀 ……………………………………………… 148
第一节　概述 ……………………………………………… 148
　　一、临终关怀起源与发展 ………………………………… 148

二、临终关怀理念 …………………………………… 149
　　三、临终关怀组织形式 ………………………………… 149
　　四、临终的公共关怀 …………………………………… 150
第二节　临终患者和家属生理心理反应及护理 ………… 150
　　一、临终患者生理反应和护理 ………………………… 150
　　二、临终患者心理变化和护理 ………………………… 151
　　三、临终患者家属的照护 ……………………………… 151
第三节　死亡后护理 ……………………………………… 152
　　一、死亡概念 …………………………………………… 152
　　二、尸体料理 …………………………………………… 153
　　三、丧亲者护理 ………………………………………… 154

参考文献 ……………………………………………………… 157

第一章 预防与控制医院感染技术

世界卫生组织(WHO)提出有效预防与控制医院感染的关键措施为：清洁、消毒、灭菌、无菌技术、隔离、合理使用抗生素和消毒与灭菌效果的监测。早在公元前1200年，古希腊人曾以燃烧硫磺熏蒸来净化空气。公元145~208年，华佗曾用火焰消毒手术器械，预防因手术而造成的伤口感染；公元533年，《齐民要术》中记载用茱萸消毒井水。李时珍的《本草纲目》中记载采用蒸汽消毒患者衣服来防止疾病的传播。1837年，Schwan认为通过加热可以杀灭引起腐败作用的微生物。1865年，Lister用石炭酸消毒医护人员的手和手术器械，用5%苯酚消毒手术室空气，有效地控制了手术后感染。1877年，Downes和Blunt证实紫外线具有杀菌作用，因此被应用于医学领域。20世纪后半叶，消毒学理论和应用技术及新型消毒剂的开发研究突飞猛进，环氧乙烷气体灭菌、甲醛和戊二醛、臭氧消毒技术、碘类消毒剂、双胍类消毒剂和季铵盐类消毒剂得到广泛应用，热力消毒灭菌采用自动化控制，紫外线和电离辐射灭菌技术等得到进一步发展。

第一节 医院感染

医院感染(nosocomial infections)是指住院患者在医院内获得的感染，包括在住院期间发生的感染和在医院内获得而出院后发生的感染，但不包括入院前已开始或入院时已处于潜伏期的感染。医院工作人员在医院内获得的感染也属医院感染。

医院是患者集中的地方，病原微生物密度高、种类多，容易造成病菌的扩散。医院中传染源多，环境的污染也严重。随着医学的发展，各种侵入性诊治手段增多，抗菌药物和免疫抑制剂的应用，患者的免疫功能下降等，导致医院感染的发生率升高。医院感染是医学发展中的一个重大课题，不仅影响患者的健康，增加患者的痛苦和医疗费用，延长平均住院天数，还给家庭、社会造成经济方面的重大损失。

一、医院感染的分类

1. **根据感染发生的部位分类** 全身各系统、各部位都可能发生感染。常见的医院感染部位有肺部感染、尿路感染、伤口感染、病毒性肝炎、皮肤及其他部位感染等。

2. **根据病原体的来源分类** 可分为内源性和外源性感染。

(1) 内源性感染(endogenous infections)：也称自身感染(autogenous infections)，指患者在医院内由自身固有的正常菌群引起的医院感染。患者体内的正常菌群通常不致病，但当机体免疫功能受损、抵抗力降低时引起自身感染。

(2) 外源性感染(exogenous infections)：亦称交叉感染(cross infections)，是指各种原因引起的患者在医院内遭受非自身固有病原体侵袭而发生的医院感染。病原体来自患者体外，应用消毒、灭菌、隔离和屏障护理等技术措施，基本能有效预防和控制此类感染，包括由在医院内或从如患者、带菌者、工作人员、探视者获得而引起的直接感染和由污染的环境、空气、水、医疗用具及其他物品而造成的间接感染。

3. **根据病原体的种类分类** 可分为细菌感染、病毒感染、真菌感染、支原体感染、衣原体感染等。其中细菌感染最常见。

二、医院感染发生的原因

医院感染的发生必须构成感染链，感染链由感染源、传播途径和易感宿主组成，当三者同时存在，并有相互联系的机会，就会导致医院感染的发生。具体发生医院感染原因如下。

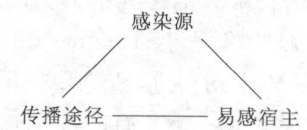

1. **个体抵抗力下降** 患者对病原微生物的抵抗力降低，如恶性肿瘤、血液病、糖尿病等疾病导致患者机体抵抗力下降。由于治疗需要接受化疗、放疗，使用激素或免疫抑制剂，对个体的免疫系统功能产生抑制作用，使患者成为易感者。

2. **侵入性诊治手段增多** 侵入性诊治手段如器官移植、内窥镜、泌尿系导管、动静脉导管、气管切开、气管插管、监控仪器探头等的增加，破坏了皮肤和黏膜的屏障功能，损伤了机体的防御系统，使病原体容易侵入机体。据统计，美国每年因使用医疗器械而发生感染者占医院感染的45%。

3. **大量抗生素的滥用** 治疗过程中应用多种抗生素或集中使用大量抗生素，使患者体内正常菌群失调，耐药菌株增加，致使病程延长，感染机会增多。

4. **控制医院感染的规章制度不全，医院布局不合理** 医院没有健全的门急诊预检、分诊制度，住院部没有入院卫生处置制度，致使感染源传播。缺乏对消毒灭菌效果的监测，不能有效地控制医院感染的发生。对探视者未进行必要的限制，以致由探视者或陪住人员把病原菌带入医院的可能性增加。医院建筑布局不合理，设施不利于消毒隔离。

5. **医务人员对医院感染及其危害性认识不足** 医护人员不能严格地执行无菌技术和消毒隔离制度。每一个医护人员都应从医院感染、保护患者健康出发严格执行制度、常规及实施细则，并劝告患者与探视者共同遵守。

三、预防与控制医院感染

1. **改进医院建筑与布局** 对传染病房、超净病房、手术室、监护室、观察室、探视接待室、供应室、洗衣房、营养室等，为防止细菌的扩散和疾病的蔓延，在设备与布局上都应有特殊的要求。如医院门诊患者的流程设置合理,使就诊人员单向流动。

2. **健全规章制度并建立三级监控体系**　规章制度包括消毒隔离制度、无菌技术操作规程及探视制度、消毒灭菌监测制度等,建立三级监控体系,即医院感染管理委员会、医院感染管理科、科室感染管理小组,并在医院感染管理委员会的领导下,建立三级护理管理体系,严格监控管理。

3. **采取合理的诊断治疗方法**　合理使用抗生素,对应用免疫抑制剂等易感患者采取相应的保护措施。

4. **阻断感染链**　采取措施控制感染源、切断传播途径和保护易感人群,如清洁、消毒、灭菌清除物体表面或环境的病原体,无菌技术是预防医院感染的一项重要的技术,隔离技术预防病原体在人群的播散和保护易感人群。

5. **加强医务人员医院感染知识教育**　医务人员定期参加预防与控制医院感染知识培训,掌握医院感染诊断标准,严格执行规章制度,并做好自我防护。

职业暴露

医护人员面临着严重的职业暴露危险,针刺伤、锐器伤和血液直接接触污染是医务人员获得血液传播疾病的主要途径。美国疾病预防控制中心(CDC)监测报道:每年至少发生100万次意外针刺伤,引起20余种血源性疾病的传播,每年因血源性传播疾病造成医务人员死亡人数超过几百人。因此医护人员要安全处理使用过的针头,防止和减少意外针刺伤的发生;在接触血液传播性疾病如乙肝、丙肝和艾滋病等患者的血液、分泌物、排泄物时,一定要注意个人防护,如戴口罩、手套,必要时穿隔离衣和戴护目镜。各种挥发性化学消毒剂如甲醛、过氧乙酸、84消毒液等,对人体的皮肤、黏膜、呼吸道、神经系统均有一定程度的影响,轻者刺激皮肤引起接触性皮炎、鼻炎、哮喘,重者中毒或致癌,医护人员接触此类消毒剂时也应戴口罩或手套。

在医疗工作中加强职业安全防护教育,规范操作规程,增加自我防护意识,把职业暴露发生率降到最低限度,一旦发生职业暴露,应及时干预,以降低职业暴露后发生职业感染的概率。

第二节　清洁、消毒、灭菌

一、清洁、消毒、灭菌的概念

清洁(cleaning)是指用清水、去污剂和机械洗刷等物理方法清除物体表面的污垢、尘埃和有机物的过程,其目的是去除和减少微生物而非杀灭微生物。适用于医院地面、墙壁、家具、医疗护理用具等物体表面的处理和物品消毒、灭菌前的前期准备。

消毒(disinfection)是指用物理或化学方法消除或杀灭芽孢以外的所有病原微生物,使其数量减少到无害化的过程。

灭菌(sterilization)是指用物理或化学的方法清除或杀灭物品中的一切微生物,包括致病和非致病微生物以及细菌芽孢的过程。经过灭菌处理的物品称无菌物品。灭菌方法被广泛应用于医疗护理工作的各个环节。

二、清洁、消毒、灭菌的方法

消毒灭菌分物理消毒灭菌法和化学消毒灭菌法两大类。物理消毒灭菌法多采用干热、湿热或辐射。化学消毒灭菌法则利用液体或气体的化学消毒剂达到杀菌、抑菌目的。由于每种方法都有其局限性,使用中应根据所用设备的类型和实际的消毒灭菌效果、物体的性质与数量选择合适方法。

(一) 物理消毒灭菌法

1. **自然净化** 空气、地面、物体表面和水中的病原微生物,常不经人工消毒亦可逐步达到无害,这就是大自然的净化作用,紫外线具有杀菌力,物品在日光下暴晒 6 h,可达到消毒目的,医院中常用于枕头、被褥、毛毯等的消毒。暴晒时需 2 h 翻动 1 次,使被晒物各面都能直接受到日光照射。开窗通风,尤其是治疗护理后应通风半小时,减少室内空气中微生物的含量。

2. **机械除菌** 指用机械方法,如冲洗、刷、擦、扫、抹、铲除和过滤,除掉物体表面、水、空气、人畜体表的有害微生物。这种方法虽不能杀灭病原微生物,但可大大减少其数量和引起感染的机会,且简单、方便、实用、花费少。现代化医院的手术室、ICU、产房、婴儿室、保护性隔离室及制剂室常用高效能薄膜滤器清除空气及水中细菌。

3. **热力消毒灭菌**(heat disinfection and heat sterilization) 热力消毒灭菌是应用最早、效果可靠、使用最广泛的方法。其杀灭微生物的机制主要是利用热力、光照、辐射等物理作用破坏微生物的蛋白质、核酸、细胞壁和细胞膜,从而导致其死亡。热力可灭活一切微生物,包括细菌繁殖体、真菌、病毒和细菌芽孢。湿热的杀菌能力比干热强,因为它可使菌体含水量增加,蛋白质易于被热力凝固,从而加速微生物死亡。

(1) 干热消毒灭菌

1) 燃烧灭菌法(burning sterilization):是一种简单、迅速、彻底的灭菌法。燃烧时要注意安全,远离氧气;燃烧过程中不得添加乙醇,以免引起火焰上窜致灼伤。

焚烧:适用于污染的废弃物、病理标本、带脓性分泌物的敷料和纸张等,可直接投入点燃的焚烧炉内焚烧。

烧灼:即直接用火焰灭菌。常用于微生物实验室接种环的消毒灭菌,也适用于某些金属器械、搪瓷类物品的灭菌,器械可放在酒精灯火焰上烧灼,搪瓷碗或盆可倒入 95% 乙醇少许,点燃后慢慢转动盆边,使乙醇分布均匀,燃烧直至熄灭,注意在燃烧过程中不得添加乙醇。当急用或不适于用其他方法消毒时也可用烧灼法。

2) 干烤灭菌法(dry-heat sterilization):将器具放入特制的烤箱内进行灭菌。适用于高温下不变质、不损坏、不蒸发的物品如油剂、粉剂、玻璃器皿、金属制品等的灭菌。

使用干烤灭菌时应注意:① 物品干烤前应清洗干净。② 干烤时注意物品包装不宜过大,体积<10 cm×10 cm×20 cm,放物品量不超过烤箱高度的 2/3。③ 灭菌时间从烤箱内温度达到要求时计算。

(2) 湿热消毒灭菌

1) 煮沸消毒法(boiling disinfection)：是应用最早的消毒方法之一，其操作简便、不需特殊设备且效果可靠，可用于食具、食物、搪瓷类、金属类、玻璃类、橡胶类等耐热又不怕水的用品的消毒。一般在水温达100℃后，再煮15~30 min即可达到消毒目的。在沸水中加入2%的碳酸氢钠可增加灭菌效果，减少对金属的腐蚀性。

使用煮沸消毒法应注意：① 煮沸消毒前，物品必须刷洗干净，器械的轴节或盖打开后放入水中。② 物品不宜放置过多，一般不超过消毒容器容量的3/4。③ 碗盘等不透水的物品要垂直放置，以利水的对流。④ 物品要全部浸入水中，水面应至少高于物品最高处3 cm。⑤ 空腔导管需先在腔内灌水。⑥ 根据物品性质决定放入水的时间，玻璃器皿冷水放入，橡胶制品水沸后放入。⑦ 消毒所需时间应从水沸后算起。⑧ 煮沸过程中不要加入新的物品。⑨ 高山地区，由于气压低、沸点也低，应延长消毒时间。⑩ 消毒后应将物品及时取出，置于无菌容器内。

2) 压力蒸汽灭菌法(autoclave sterilization)：利用饱和蒸汽的湿热在一定压力下杀灭一切细菌繁殖体、芽孢和病毒，是热力灭菌中使用最普遍、效果最可靠的一种医院首选的灭菌方法。常用于各类器械、敷料、搪瓷类、橡胶、耐高温玻璃用品等耐高温、耐高压、耐潮湿物品的灭菌。目前医院使用的压力灭菌器分为下排气或预真空式压力蒸汽灭菌器。下排气式压力在102.97~137.30 kPa，温度121~123℃，20~30 min可达灭菌目的。预真空式则由于灭菌器内的冷空气排除彻底且为负压，温度可达132℃，压力可提高到205.95 kPa，因此5~10 min即可灭菌。

使用压力蒸汽灭菌时应注意：① 灭菌前物品必须清洗干净并擦干或晾干。② 灭菌物品包装大小要适宜：灭菌包裹不宜过大，下排式灭菌包体积不可超过30 cm×30 cm×25 cm；预真空灭菌包体积不可超过30 cm×30 cm×50 cm，金属包的重量<7 kg，敷料包的重量<5 kg。③ 灭菌锅内物品放置合理：物品应保持适当间隔并避免与锅壁上方和左右两侧接触，易于滞留水分的物品应放在灭菌器内的边缘区。④ 被灭菌物品应待干燥后才能取出备用。⑤ 应做好灭菌效果监测，常用压力灭菌指示胶带法，使用时将其粘贴在需灭菌物品的包装外面，根据灭菌后颜色的改变判断是否达到灭菌效果。

4. 低温等离子体灭菌法(low temperature plasma sterilization)　低温等离子体灭菌方法是一种新的物理灭菌方法，可用于不耐热耐湿的物品如内镜镜头的消毒。低温等离子体采用过氧化氢为灭菌介质，其气态分子在真空条件下被特定电磁波激发形成低温等离子体，其中众多带电粒子具有较高的热动能，瞬间高速击穿、蚀刻、氧化器械表面附着的微生物中蛋白质和核酸物质，使其灭活达到对器械灭菌的目的。灭菌完成后，过氧化氢等离子体最终复合成少量水蒸气，无有害物质残留，对医护人员无损害，对环境无污染。过氧化氢等离子体能够在略高于常温条件下实现快速灭菌的目的，器械周转快，效果可靠，监测方便。

低温等离子体灭菌方法临床多用于麻醉用具、气管插管、关节镜、腹腔镜、胸腔镜、膀胱镜、宫腔镜、心导管、除颤器电极、电刀、电钻、双极电凝、光源导线镜头、管腔类器械等。

使用低温等离子体灭菌应注意：① 灭菌物品必须清洁干燥。② 内径<1 mm、长度>40 mm的管状器械消毒效果难以保证。③ 能吸收水分的吸湿材料如木质器械、纤维素、棉织物、纱布等不能使用低温等离子体灭菌方法。

5. 紫外线消毒(ultraviolet disinfection)　紫外线灯的光源装置主要是石英低压汞灯，电流通过时使汞蒸汽辐射出紫外线光波，还有低臭氧紫外线灯管、高强度紫外线灯等。紫外线属电磁波辐射，杀菌作用最强的波段是250~270 nm。紫外线有较好的杀菌作用，可杀灭多种微生物,包括杆菌、病毒、真菌、细菌繁殖体、芽孢等。但由于其在空气中的穿透力会受尘埃颗粒和湿度的影响,也不能穿透固体、玻璃、纸张,所以它仅能杀灭直接照射到的微生物,因而适于室内空气和物品表面的消毒。物品表面消毒一般用30 W功率的紫外线灯,紫外线照射强度$\geq 70\ \mu W/cm^2$,在25~60 cm距离内直接照射20~30 min,消毒时间从灯亮后5~7 min记录。室内空气消毒的紫外线照射强度1.5 W,有效照射距离不应超过2 m,照射时间为30~60 min。

应用紫外线消毒时必须注意:① 灯管壁表面保持清洁、无垢,经常用清水棉球轻轻擦拭,除去上面的灰尘和污垢。② 物体表面消毒时应按时翻动消毒物体,使应消毒的表面均受到直接照射。③ 紫外线照射人体对眼睛和皮肤有刺激作用,可引起紫外线眼炎或皮炎,一般不在有人的环境中使用,必要时应戴防护镜和穿防护衣,照射后病室应通风换气。④ 紫外线消毒的适宜温度为20~40 ℃,相对湿度为40%~60%,若温度过低或相对湿度过高应适当延长消毒时间。⑤ 为保证消毒效果,记录使用时间,使用时间超过1 000小时,需更换灯管。⑥ 紫外线灯管定期进行强度测定,$>80\ \mu W/cm^2$每半年1次,$<70\ \mu W/cm^2$需更换灯管。

6. 臭氧消毒(ozone disinfection)　臭氧灭菌灯内的臭氧发生管通电后能将空气中的氧气转换成高纯臭氧,可杀灭细菌繁殖体、病毒、芽孢、真菌。主要用于空气、物品表面的消毒,目前医院床单位消毒多采用该方法。

7. 微波消毒灭菌(microwave disinfection)　微波是频率高、波长短的电磁波,在电磁波的高频交流电场中,细菌体内的蛋白质、核酸等高速旋转、振动,使细菌蛋白质、核酸变性死亡。微波可穿透布、纸、玻璃、陶瓷、塑料等物质,目前医院多用于餐具和食品的消毒。

使用微波消毒灭菌时注意:① 水是微波的强吸收介质,可提高消毒效果,对干燥物品应事先加湿处理。② 金属器皿不能盛装消毒物品。③ 微波对人体有一定的伤害,应关好微波器具门后消毒以防止微波的泄露等。

(二) 化学消毒灭菌法

化学消毒灭菌法利用液体或气体的化学药物涂、擦、拭、浸泡或熏蒸,使之渗透细胞内引起微生物代谢障碍,使蛋白质凝固变性或沉淀;或使细胞膜的通透性改变引起细胞破裂、溶解以达消毒灭菌目的。化学消毒的效果不如热力消毒可靠,故多用于空间和不能以热力消毒的器械物品消毒。

1. 化学消毒剂的选择　根据化学消毒剂对微生物杀灭作用的强弱,分高效、中效和低效三类。高效消毒剂能杀灭各类微生物,包括细菌芽孢;中效消毒剂能杀灭除细菌芽孢以外的各种微生物;低效消毒剂只能杀灭细菌繁殖体和亲脂类病毒,对真菌有一定作用。要达到可靠安全的消毒灭菌效果,应根据消毒的对象、要求达到的消毒水平以及可能影响消毒功效的各因素选择最适宜、最有效的消毒剂。

2. 化学消毒的使用原则　坚持合理适用的原则,能不用时则不用,必须用时则尽量少用,能采用物理方法消毒灭菌的,尽量不用化学消毒灭菌法。

(1) 根据物品的性能和微生物特性选用恰当的消毒剂。

(2) 严格掌握药物浓度、消毒时间和使用方法。

(3) 消毒液定期更换,易挥发的消毒液应随时将瓶盖盖严,定期检测浓度。

(4) 器械物品在消毒前先彻底清洗干净,才能保证消毒灭菌的效果。

(5) 浸泡消毒时物品的轴节分开,管腔内灌满药液,并使物品全部浸入液面下。

(6)消毒液中不能放置纱布、棉球等物,以免因其吸附消毒液而降低消毒效力。
(7)取出的物品需用无菌生理盐水冲洗后再使用。
(8)熟悉消毒剂的毒副作用,做好工作人员的防护。

3. 化学消毒剂的使用方法

(1)浸泡法(immersion):将物品洗净擦干,浸泡在消毒溶液中,在标准的浓度与一定的时间内达到消毒灭菌作用。

(2)擦拭法(rubbing):用标准浓度的消毒剂擦拭被污染物品表面或皮肤,达到消毒作用。如可用含氯消毒液擦拭床旁桌、地面等。

(3)喷雾法(nebulization):用喷雾器均匀喷洒消毒剂,进行空气和物品表面的消毒,在标准浓度和一定时间内达到消毒作用。常用于地面、墙壁、空气等的消毒。

(4)熏蒸法(fumigation):将消毒剂加热或加入氧化剂,使消毒剂呈气体,在标准浓度和时间内,达到消毒灭菌作用。常用甲醛或环氧乙烷气体对手术室、病室进行熏蒸消毒,或用熏蒸箱对污染物品消毒灭菌。

常用的化学消毒剂见表1-1。

表1-1 常用化学消毒剂

消毒剂名称	消毒水平	使用范围	注意事项
环氧乙烷	高效	一次性诊疗物品的消毒或特殊感染的物品消毒	易燃易爆,储存温度低于40°,放置阴凉通风、无火源处
戊二醛	高效	用于不耐热的医疗器械、内镜浸泡消毒与灭菌等	浸泡手术刀片等先加入0.5%亚硝酸钠防锈,消毒后用无菌生理盐水冲洗后使用,对皮肤黏膜、眼睛有刺激性,注意防护
过氧乙酸	高效	可用于物品表面的消毒、餐具浸泡消毒、空气熏蒸等	现用现配,溶液有腐蚀性,配制时戴手套,放置阴凉通风处
福尔马林	高效	用于物品熏蒸消毒	熏蒸穿透力弱,衣物最好悬挂消毒;对人有一定的刺激,注意防护
乙醇	中效	70%~75%溶液用于皮肤消毒,95%溶液用于燃烧灭菌	易挥发易燃,应加盖保存
碘伏	中效	用于手术部位和注射部位的消毒,0.05%用于黏膜冲洗	现用现配,避光密闭保存
含氯消毒剂	高、中效	用于餐具、地面、墙面、物品表面和排泄物消毒	密闭保存,现用现配,有腐蚀及漂白作用
季铵盐类新洁尔灭	低效	用于皮肤黏膜、环境、物品的消毒	与肥皂、碘、铝制品接触能降低作用
双氯苯双胍乙烷(洗必泰)	低效	用于手部和物体表面的消毒	与肥皂、洗衣粉、碘接触能降低作用

第三节 洗手与手的消毒

医护人员的手在操作中经常接触患者和污染物品,通过接触传播方式将病原微生物传递给易感宿主,容易引起医院感染。因此应做好个人防护,洗手和手的消毒是防止将病菌传给自身或带出病房和带给病房内的易感者的有效措施，否则医护人员的手会成为间接传播的媒介之一。有效的洗手可以清除手上99%以上的各种暂住菌，切断通过手传播细菌的途径。卫生手消毒，检测的细菌菌落总数应≤10 cfu/cm²，外科手消毒，检测的细菌菌落总数应≤5 cfu/cm²。

人体皮肤上的细菌可分为暂住菌和常驻菌两大类。洗手主要通过清洁和消毒来去除细菌。清洁指用物理方法清除污染物体表面的有机物、污迹和尘埃。消毒是指用物理或化学方法消除外环境和除芽孢以外的所有病原微生物的过程。临床上将手的清洁和消毒分为普通洗手、卫生手消毒和外科手消毒。

一、洗手与卫生手消毒

卫生手消毒(hand antisepsis)：指在普通洗手的基础上，再用含或不含抗菌剂的肥皂/液清洗和/或手消毒剂擦手的过程。

医护人员在下列情况下，应选择洗手或使用速干手消毒剂。如直接接触每个患者前后，从同一患者身体的污染部位移动到清洁部位时；接触患者黏膜、破损皮肤或伤口前后，接触患者的血液、体液、分泌物、排泄物、伤口敷料等之后；穿脱隔离衣前后，摘手套后；进行无菌操作、接触清洁、无菌物品之前；接触患者周围环境及物品后；处理药物或配餐前。

(一) 目的

清除手上的污垢和大部分暂住菌，用于一般的手清洁。

(二) 操作原则

(1) 当手部有血液和其他体液等肉眼可见的污染时，应用肥皂(皂液)和流动水洗手。

(2) 手部没有肉眼可见污染时，宜使用速干手消毒剂消毒双手代替洗手。

(三) 操作前准备

1. **用物准备** 洗手池设备、清洁剂(洗手液)、速干手消毒剂、擦手纸等干手物品或设施。

2. **环境准备** 操作环境清洁宽敞。

3. **操作者准备** 衣帽整洁、剪指甲、取下手表、卷袖过肘。

(四) 操作步骤

(1) 打开感应式或脚踏式水龙头。

(2) 在流动水下，使双手充分淋湿，冲湿双手。

(3) 揉搓法：取适量清洁剂，均匀涂抹至整个手掌、手背、手指和指缝，按顺序揉搓双手、手腕及腕上10 cm，每处至少持续15 s，共3 min。通常用六步(或七步)洗手法：① 掌心相对，手指并拢，相互揉搓。② 手心对手背沿指缝相互揉搓，交换进行。③ 掌心相对，双手交叉沿指缝相互揉搓。④ 弯曲手指使关节在另一手掌心旋转揉搓，交换进行。⑤ 右手握住左手大拇指旋转揉搓，交换进行。⑥ 将五个手指尖并拢放在另一手掌心旋转揉搓，交换进行。

(4) 打开感应式或脚踏式水龙头用流水冲净双手，水从前臂流向手指。

(5) 严重污染时反复用清洁剂揉搓、流水冲洗。

(6) 关上水龙头(如没有感应式或脚控式开关，用避污纸关上水龙头)，用擦手纸擦干或烘干双手。

(五)注意事项
(1) 做到正确有效洗手,手的各部位洗净,特别是指尖、指缝、指关节等处。
(2) 水温适当,水流不要过大,以免溅出。

二、特殊感染后刷手法

特殊感染后的刷手法是做好消毒隔离、预防交叉感染的重要措施,用于接触特殊感染患者后。

(一)目的
清除手上的污垢和大部分暂居菌。

(二)操作前准备
1. 用物准备　洗手池设备、已消毒的手刷、刷手液、擦手纸或毛巾。
2. 环境准备　操作环境清洁宽敞。
3. 操作者准备　衣帽整洁、剪指甲、取下手表、卷袖过肘。

(三)操作步骤
(1) 用刷子蘸刷手液。
(2) 按前臂、腕部、手背、手掌、手指、指缝、指甲顺序刷洗,一只手刷洗半分钟。
(3) 流水冲净。
(4) 同法刷洗另一只手。
(5) 重复刷洗一遍(共刷洗 2 min)。
(6) 关上水龙头,用擦手纸或毛巾擦干(或烘干双手)。

(四)注意事项
(1) 刷洗范围超过被污染的范围。
(2) 如接触特殊感染患者刷手流水冲洗时,腕部低于肘部,污水从前臂流向手指尖。

三、外科手消毒

外科手消毒(surgical hand antisepsis)通过机械性洗刷及化学消毒方法,尽可能刷除双手及前臂的暂居菌和部分常驻菌。

(一)目的
清除指甲、手、前臂的污物和暂居菌。将常驻菌减少到最低程度。抑制微生物的快速再生。

(二)原则
(1) 先洗手,后消毒。
(2) 不同患者手术之间、手套破损或手被污染时,应重新进行外科手消毒。

(三)操作前准备
1. 用物准备　洗手池设备、已消毒的手刷、清洁剂、手消毒剂、无菌干手巾、盛消毒液的容器。
2. 环境准备　操作环境清洁宽敞。
3. 操作者准备　修剪指甲,摘除手部饰物,换洗手术衣、裤、鞋,戴口罩、帽子,卷袖至肘关节上 15 cm。

(四) 操作步骤

1. 冲洗手消毒方法

(1) 按普通洗手方法将双手、前臂和上臂下 1/3 用肥皂和清水洗净。

(2) 用无菌刷子蘸取适量的皂液或其他清洁剂,从指尖到肘上 10 cm 的顺序刷洗双手和手臂,清洗剂的用量按产品使用说明。

(3) 刷手按从指尖至腕部、腕部至肘部和肘部至上臂三部分依次刷洗。每一区域的左右侧手臂交替进行,刷手时尤应注意甲缘、甲沟及甲蹼等处。

(4) 刷完后,指尖朝上肘向下,流动水冲净双手、前臂和上臂下 1/3,清洗时间或按产品使用说明进行,一般约 3 min。

(5) 碘伏或灭菌王等其他刷手法不再重复刷洗;肥皂水刷手法则再重复刷洗两遍(共刷洗约 10 min)。

(6) 无菌巾彻底擦干。每侧手臂用一块无菌小毛巾从指尖至肘部擦干,擦过肘部的毛巾不可再擦手部,以免污染。

(7) 涂擦法:适用于碘伏或灭菌王等刷手法。用浸透 0.5% 碘伏或吸足灭菌王等消毒剂的纱布,涂擦手指尖至肘上 6 cm,自然待干。

(8) 浸泡法:适用于肥皂水刷手法。将双手及前臂浸泡在 75% 的乙醇桶内 5 min,浸泡至肘上 6 cm,或用 1:1 000 的苯扎溴铵溶液浸泡 3 min,或 1:5 000 氯己定溶液浸泡 3 min。浸泡结束后,保持拱手姿势待干。

2. 免冲洗手消毒方法

取适量的免冲洗手消毒剂认真揉搓至双手的每个部位、前臂和上臂下 1/3,包括指尖、指缝和拇指等;揉搓可使用海绵、其他揉搓用品或双手;认真揉搓至消毒剂干燥为止。

(五) 注意事项

(1) 不应戴假指甲,保持指甲和指甲周围组织的清洁。

(2) 手部皮肤无破损。

(3) 在整个手消毒过程中,应保持双手位于胸前并高于肘部,使水由手部流向肘部。

(4) 冲洗双手时,避免水溅湿衣裤。

(5) 不冲洗时应关闭流动水。

(6) 洗手与消毒可使用海绵、其他揉搓用品或双手相互揉搓。

(7) 使用后的海绵、刷子等,应当放到指定的容器中,每人使用后,应消毒或一次性使用。

(8) 手浸泡消毒后,避免接触消毒液面上的容器边缘,以免污染。

(9) 术后摘除外科手套后洗净双手,再进行其他操作。

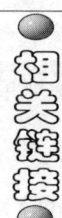

手揉搓消毒剂

国外的研究证实只要按照一定的程序操作,手揉搓消毒剂不仅有卓越的消毒效果,而且由于含护肤成分和免刷手的消毒方法,它们对皮肤的损伤比需要刷手的消毒剂更小,因此手揉搓消毒剂在西方越来越受到重视。

(摘自:世界卫生组织—医疗活动中手卫生指南,2005.)

第四节 无菌技术

无菌技术(aseptic technique)是指在医疗、护理操作过程中,防止一切微生物侵入人体和防止无菌物品、无菌区域被污染的技术。无菌技术是保持无菌物品不被污染、防止病原微生物侵入或传播给他人的一系列操作,是预防医院感染的一项重要而基础的技术。医护人员必须时刻保持无菌概念,正确熟练掌握无菌技术,严格遵守操作规程,以确保患者安全,防止医源性感染。

一、无菌技术相关概念

1. 无菌区(aseptic area) 指经过灭菌处理且未被污染的区域。
2. 非无菌区域(non-aseptic area) 指未经灭菌处理,或虽经灭菌处理但又被污染的区域。
3. 无菌物品(aseptic supply) 指经过物理或化学方法灭菌后保持无菌状态的物品。

二、无菌原则

1. 环境清洁 操作环境清洁宽敞,治疗室每日用紫外线灯照射消毒1次。无菌技术操作前半小时,停止清扫,减少人员走动,以降低室内空气中的尘埃。
2. 工作人员仪表 无菌操作(如导尿、注射或输液等)前,工作人员着装整洁,戴口罩和帽子,修剪指甲、洗手,必要时穿无菌衣(如手术时)、戴无菌手套(各种侵入性操作如导尿)。
3. 物品管理 无菌物品必须存放于无菌包或无菌容器内,无菌包外注明物品名称,有效期一般为7~14天,过期或包布受潮应重新灭菌,按有效期先后顺序排放。无菌物品和非无菌物品应分开放置。无菌物品一经使用或过期,潮湿应重新进行灭菌处理。
4. 取无菌物 操作者身体应与无菌区保持一定距离,取无菌物品时需用无菌持物钳(镊),手不可触及无菌物品或跨越无菌区域,手臂应保持在腰部以上。无菌物品一经取出若未使用,也不可放回无菌包或无菌容器内。无菌物品疑有污染或已污染不得使用,需重新灭菌方可使用。
5. 一物一人 一套无菌物品只供一个患者使用,以防交叉感染。

三、常用无菌技术操作

1. 目的 用于取用或盛放无菌物品,保持物品无菌状态,保护患者和医护人员免受感染。
2. 操作前准备

(1) 用物准备:无菌持物钳,盛放无菌持物钳的无菌容器,无菌包(内放治疗巾2块),无菌物品(纱布或棉球),无菌盘,无菌溶液,启瓶器,盛无菌溶液的容器,棉签,碘伏,无菌手套包布(内装无菌手套1副、无菌滑石粉),弯盘。

(2) 环境准备:操作环境清洁宽敞,符合无菌原则1。

(3) 操作者准备：衣帽整洁、剪指甲、洗手、戴口罩。

(一) 无菌持物钳(镊)的使用法

无菌持物钳(镊)的存放方法有湿式保存法和干式保存法。湿式保存法将无菌持物钳(镊)浸泡在消毒液的大容器中,干式保存法即用无菌干罐保存无菌持物钳(镊),一般 4～8 h 更换 1 次。干式保存法因能保持无菌的效果及减少消毒液对环境的污染等,湿式保存法已逐渐被干式保存法代替。

1. 操作步骤

(1) 检查有效日期。

(2) 打开无菌持物钳(镊)的容器盖。

(3) 手持无菌持物钳上 1/3,将钳移至容器中央,闭合钳端,垂直取出。

(4) 就近夹取无菌物品于治疗碗中,使用时保持钳端向下。

(5) 钳端闭合,垂直放回容器,松开轴节,盖好容器盖。

2. 注意事项

(1) 取放无菌持物钳(镊)时,尖端闭合,不可触及容器口缘及溶液面以上的容器内壁。手指不可触摸浸泡部位。使用时保持尖端向下,不可倒转向上,以免消毒液倒流污染尖端。

(2) 如取远处无菌物品时,无菌持物钳(镊)应连同容器移至无菌物品旁使用。

(3) 无菌持物钳(镊)不能触碰未经灭菌的物品,也不可用于换药或消毒皮肤。

(4) 无菌持物钳(镊)如被污染或可疑污染时,应重新消毒灭菌。

(5) 无菌持物钳(镊)及其浸泡容器,每周消毒灭菌 1 次,并更换消毒溶液及纱布。外科病室每周 2 次,手术室、门诊换药室或其他使用较多的部门,应每日灭菌 1 次。

(二) 无菌容器的使用法

1. 操作步骤

(1) 检查无菌容器标签、灭菌日期。

(2) 打开无菌容器盖,方法为拿起容器盖平移离开容器,内面向上放于桌面上或内面向下拿在手中。

(3) 打开无菌持物钳容器盖,用无菌持物钳夹取无菌物品放入无菌区域内。

(4) 立即将容器盖反转,内面向下盖上无菌容器盖。

(5) 手持无菌容器时,应托住底部(图 1-1)。

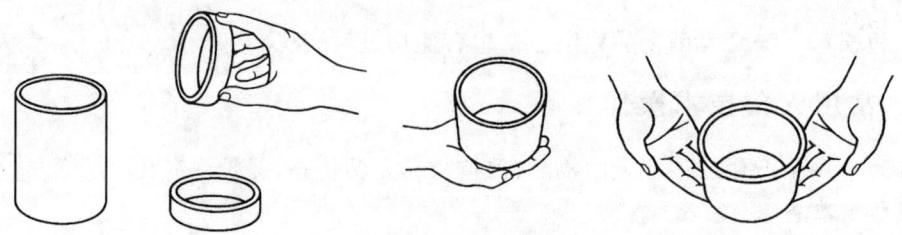

图 1-1　无菌容器的使用

2. 注意事项

(1) 打开无菌容器盖时,手不可触及无菌容器的内面及边缘。

(2) 无菌容器应定期消毒灭菌。

(三) 无菌包的使用法

1. 操作步骤

(1) 检查无菌包的名称、灭菌日期、灭菌指示带和包布有无潮湿破损。

(2) 无菌包置于清洁、干燥、平坦处,解开系带,系带卷放在包布下,逐层打开无菌包。

(3) 打开无菌持物镊的容器盖,用无菌持物镊取出无菌物品,放于准备好的无菌区域中,放回无菌持物镊盖好。

(4) 将包布按原折痕包好,系带"一"字形包扎,并注明开包日期及时间。

(5) 一次性取物:如无菌物品一次取完,可在手上打开无菌包,将包托在手上,另一手打开包布并抓住四角,将无菌物品稳妥地投入无菌区域内,将包布折叠放好。

2. 注意事项

(1) 无菌包的有效期为 7~14 d,如超过有效期、不慎污染包内物品或包布被浸湿,则需要重新灭菌。

(2) 打开包布时手只能接触包布外面,不可触及包布内面,不可拖至桌面下。取物时不可跨越无菌面。

(3) 包内物品一次未用完,则按原折痕包好,注明开包时间,有效期为 24 h。

(四) 无菌盘的铺法

1. 操作步骤

(1) 检查无菌包的名称、灭菌日期、灭菌指示带和包布有无潮湿破损。

(2) 打开无菌包,用无菌持物钳取出一块治疗巾放在治疗盘内,如未用完按原折痕包好,无菌包"一"字形包扎。

(3) 双手捏住无菌巾一边外面两角,轻轻抖开,双折铺于治疗盘上(双层底铺盘法:3 折成双层底),将上层无菌巾向远端扇形折叠,开口边向外。

(4) 放入无菌物品。

(5) 拉平扇形折叠层盖于物品上,上下边缘对齐,将开口处向上折 2 次,两侧分别向下折 1 次(图 1-2)。

2. 注意事项

(1) 将无菌治疗巾铺在清洁、干燥的治疗盘内,无菌巾避免潮湿。

(2) 手不可触及无菌巾内面,不可跨越无菌区。

(3) 铺好的无菌盘有效期不超过 4 h。

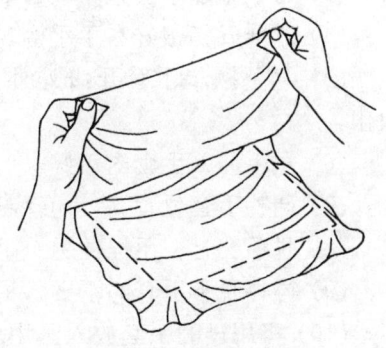

图 1-2 无菌盘使用法

(五) 无菌溶液的倒取法

1. 操作步骤

(1) 取盛有无菌溶液的密封瓶,擦净瓶外灰尘。

(2) 检查溶液瓶签上的药名、剂量、浓度、有效期,检查瓶盖有无松动,检查溶液有无沉淀、浑浊、变色,检查瓶身有无裂缝。

(3) 用启瓶器撬开铝盖。

(4) 用拇指和示指或双手拇指将橡胶塞边缘向上翻起,用示指和中指套住橡胶塞将其拉出(目前临床上无菌溶液瓶的瓶塞绝大多数为按压式瓶塞,而不是翻盖式瓶塞,使用无菌直血管钳或手持无菌纱布打开和塞进按压式瓶塞)。

(5) 另一手持溶液瓶,瓶签向掌心,倒少量溶液至弯盘中旋转冲洗瓶口。

(6) 从冲洗过的瓶口处倒出溶液至无菌容器中。

(7) 塞好瓶塞,消毒瓶塞盖好(如用无菌纱布打开和塞进按压式瓶塞则不需消毒)。

(8) 注明开瓶日期和时间(图1-3)。

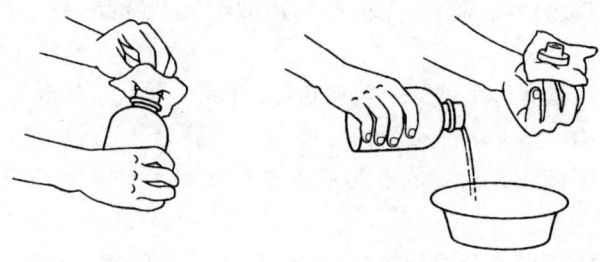

图1-3 无菌溶液的取用

2. 注意事项

(1) 使用无菌瓶内的溶液时,不可将无菌敷料堵塞瓶口倾倒无菌溶液或直接伸入无菌溶液瓶内蘸取,以免污染剩余的无菌溶液。

(2) 已倒出的溶液不可再倒回瓶内。

(3) 已打开过的溶液瓶内溶液有效期为24 h。

(六) 戴无菌手套法

1. 操作步骤 一次性取手套法。

(1) 检查无菌手套袋上的灭菌日期及手套号码。

(2) 打开手套袋。取出滑石粉包,涂擦双手后置于弯盘内。

(3) 右手掀起手套包布开口处外层,左手捏住右手手套的反折部分取出。

(4) 对准五指戴好右手手套。

(5) 左手掀起手套开口处外层,戴好手套的右手指插入左手套反折内面(手套外面)取出。

(6) 左手伸入手套内戴好。

(7) 调整手套位置,将手套翻边扣在工作服衣袖外面。

(8) 脱手套时一手捏住另一手套腕部外面翻转脱下。

(9) 再将脱下手套的手插入另一手套内翻转脱下。

(10) 将用过的手套放入医用垃圾袋按医疗废物处理(图1-4)。

2. 注意事项

(1) 选择合适尺寸的手套,注意手指甲要剪短,防止刺破手套。

(2) 戴手套时应注意未戴手套的手不可触及手套的外面,而戴手套的手则不可触及未戴手套的手或另一手套的里面。

(3) 戴上无菌手套的双手保持于腰部以上,视线范围内。戴手套后如发现破洞或可疑污染,应立即更换。

(4) 脱手套时,须将手套口翻转脱下,不可用力强拉手套边缘或手指部分以免损坏。

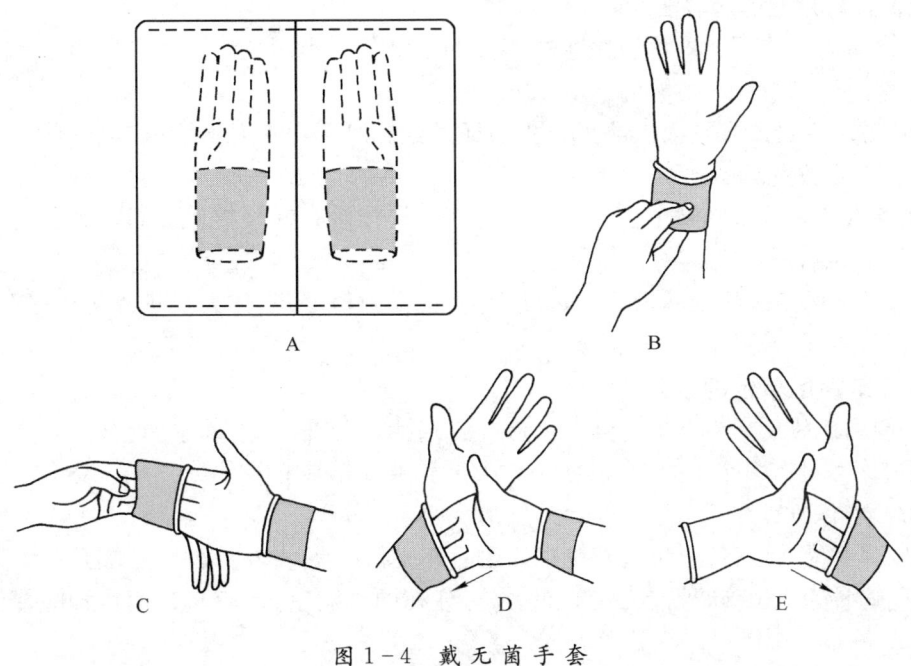

图1-4 戴无菌手套

第五节 隔离技术

隔离(isolation)是将传染源、高度易感人群安置在指定地点,暂时避免和周围人群接触。隔离分为传染病隔离和保护性隔离。

传染病隔离指将处于传染期的传染病患者、可疑传染病患者及病原携带者控制在特定区域,与一般人群暂时分开,缩小污染范围,减少传染病传播机会,便于治疗和护理。同时,也便于污染物的集中消毒和处理,防止传染患者的蔓延。

保护性隔离是指将免疫功能极度低下的少数易感者置于基本无菌的环境中,使其免受感染,如器官移植患者。

隔离的目的切断感染链中感染源、传播途径和易感宿主的联系,防止病原微生物的扩散,是预防医院感染的重要措施之一。对传染患者的隔离意义在于管理传染源,切断传播途径,便于集中治疗,以最少的人力、物力控制传染病流行,提高治愈率,以达保护易感人群之目的。

一、概述

(一)隔离区域的划分及隔离要求

1. 清洁区 凡未被病原微生物污染的区域称为清洁区。如治疗室、更衣室、库房、值班室等工作人员使用的场所。

隔离要求:患者及患者接触过的物体不得进入清洁区,工作人员接触患者后,需刷手、脱去隔离衣及鞋后方能进入清洁区。

2. **半污染区** 有可能被病原微生物污染的区域称为半污染区。如走廊、化验室、入院卫生处置室等。

隔离要求：患者或穿隔离衣的工作人员通过走廊时不得接触墙面、家具等物。污染物品固定存放在一定位置。

3. **污染区** 凡被病原微生物污染或被患者直接接触和间接接触的区域称为污染区。如病房、洗手间、患者浴室等。

隔离要求：污染区的物品未经消毒处理，不得带到他处，工作人员进入污染区时，要穿隔离衣、戴口罩、帽子，离开前脱衣、消毒。

(二) 传染病区单位的设置

1. **传染病区的设置要求** 传染病区应与普通病区分开，并远离水源、食堂和其他公共场所。传染病区应设有多个出入口，以便工作人员和患者分道出进。

2. **隔离单位的划分**

(1) 以患者为单位，每位患者有单独的生活环境和用具，并与其他患者隔开。

(2) 以病种为单位，同种传染病的患者，可住在同种病室，但应与其他病种的传染患者相隔离。

(3) 凡未确诊或发生混合感染及危重患者有强烈的传染性时，应住单间隔离。

二、隔离消毒原则

(1) 根据隔离种类，应在病室或病床前挂隔离标志。门口备有泡手的消毒液及洒有消毒液的擦鞋垫和挂隔离衣用的立柜或壁橱。

(2) 医护人员进入隔离区按规定戴工作帽、口罩及穿隔离衣。穿隔离衣后，只能在规定范围内活动。

(3) 穿隔离衣前，备齐所用物品，不易消毒的物品应放入塑料袋内避污。

(4) 患者接触过的物品或落地的物品视为污染，必须经过消毒后再用。患者的信件、票证、书籍等须经熏蒸消毒处理后才能递交家人或重新使用。患者的排泄物、分泌物，呕吐物须经消毒处理后排放。

(5) 病室内每日须用紫外线行空气消毒1次，或用消毒液喷洒消毒。每日晨起后用1％氯胺溶液或其他消毒液擦拭病床及床旁桌椅。

(6) 尽量不使患者在心理上产生恐惧或因被隔离而孤独。

(7) 患者的传染性分泌物经培养3次，结果为阴性或确已渡过隔离期，经医生开出医嘱解除隔离。解除隔离后患者经过沐浴更衣方可离开，病室所有用物必须终末消毒。

(8) 传染病房的终末消毒：对出院、转科或死亡及其用物、所住病室和医疗器械进行的消毒处理。

1) 患者沐浴后换上清洁衣服才能迁入非隔离病房或出院。个人用物消毒后方能带离隔离区。如患者死亡，用消毒液作尸体护理。

2) **病室单位** 被服放入污物袋，消毒后再清洗，将棉絮抖开，床垫、枕芯竖放，打开抽屉、柜门，紧闭门窗通气，用消毒液擦拭家具和地面。体温表用消毒液浸泡，血压计、听诊器放熏蒸箱消毒。如同室有患者，被子烈日下暴晒6 h。

三、隔离种类与隔离要求

具体隔离种类、代表病种及隔离要求见表1-2。

表1-2 隔离种类、代表病种及隔离要求

隔离种类	代表病种	隔离室	进出隔离室要求	污物消毒	空气消毒	探视要求
严密隔离	霍乱、鼠疫、SRAS、禽流感	单间或同病原居一室,需关门窗	必须戴口罩、手套,穿隔离衣、隔离鞋	患者分泌物、排泄物、呕吐物严格消毒	每天1次消毒液喷洒或紫外线消毒	禁止探视
呼吸道隔离	肺结核、流脑、百日咳、腮腺炎、麻疹	同病原可居一室,需关门窗	需戴口罩,必要时穿隔离衣、戴手套	口鼻分泌物需经消毒处理后丢弃	每天1次消毒液喷洒或紫外线消毒	必要时
消化道隔离	伤寒、菌痢、甲肝	床边隔离	穿隔离衣、接触污染物戴手套	剩余食物、排泄物及呕吐物消毒处理后倒掉	必要时	必要时
接触隔离	破伤风、气性坏疽、脓疱病	单间或同病原体可同室	需戴手套、口罩,穿隔离衣	患者接触物品先灭菌再清洁消毒,污染敷料焚烧	必要时	原则上禁止探陪,必要时
血液、体液隔离	乙型肝炎、艾滋病、梅毒、疟疾	同病原体同室或单间	需戴口罩、手套,必要时戴护目镜和穿隔离衣	污染物品消毒或焚烧	必要时消毒	必要时
昆虫隔离	疟疾、乙型脑炎、黑热病、丝虫病和出血热	根据昆虫种类采取隔离措施	必要时穿隔离衣、戴口罩和手套	必要时	必要时	必要时
保护性隔离	免疫力低下者如器官移植、白血病、严重烧伤患者	单间	戴口罩、帽子、手套,穿隔离衣、鞋	患者引流物、排泄物及呕吐物消毒处理后倒掉	正压通风,定时换气,地面家具严格消毒	原则上禁止探陪,呼吸道疾病或咽部带菌者不予探视

四、隔离技术基本操作法

(一) 口罩的使用

1. **目的** 为保护患者和工作人员,避免交叉感染。
2. **操作前准备**
(1) 用物准备:口罩(杯形或耳套式口罩)。
(2) 环境准备:清洁、宽敞。
(3) 操作者准备:穿工作服,洗手。
3. **操作步骤**
(1) 普通口罩戴法
1) 取出清洁口罩。
2) 双手拿起口罩上方2根带子在头顶打活结,下方2根带子在颈后打活结。
3) 不用时洗手后解下口罩带子,取下口罩。
4) 污染的口罩丢入污物桶内洗手。
(2) 过滤功能的杯形口罩

1）取出清洁口罩，找出鼻梁片位置，勒带自然下垂。
2）口罩固定于下巴位置，鼻端朝上，上带拉过头，下带系于耳朵和颈项之间。
3）轻压鼻端调整位置，检查有无漏气。

4．注意事项

(1) 口罩应罩住口鼻部。

(2) 口罩不可悬挂在胸前，不可用污染的手触摸口罩。

(3) 传染病区一般情况下，口罩使用4～8 h应更换。若接触严密隔离或呼吸隔离的患者，应每次更换。使用一次性口罩不得超过4 h。

（二）避污纸的使用及处理

避污纸即为清洁纸片。使用避污纸拿取物品或作简单操作，保持双手或用物不被污染，以省略消毒手续。如收取污染的药杯、拿患者用过的物品、开自来水龙头、电源或门窗或拾取掉在污染区地面上的物件等。

1．目的　为保护患者和工作人员，避免交叉感染。

2．操作前准备

(1) 用物准备：避污纸。

(2) 环境准备：清洁、宽敞。

(3) 操作者准备：穿工作服，洗手。

3．操作步骤

(1) 使用避污纸时，要从上面抓取，不可掀页撕取。

(2) 用后放进污物桶内，集中焚烧(图1-5)。

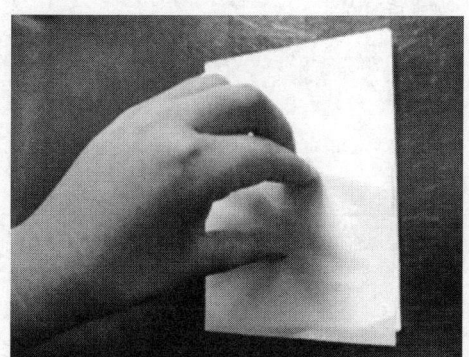

图1-5　避污纸的使用

（三）穿脱隔离衣

1．目的　为保护患者和工作人员，避免交叉感染。

2．操作前准备

(1) 用物准备：隔离衣、挂衣架及夹子、刷手及消毒手设备。

(2) 环境准备：清洁、宽敞。

(3) 操作者准备：戴好口罩、帽子，修剪指甲、取下手表，卷袖过肘。

3．操作步骤

(1) 穿隔离衣

1）手持衣领取下并检查隔离衣，将清洁面向自己，衣领两端向外对齐，露出肩袖内口。

2）一手持衣领，另一手伸入衣袖内，举起手臂将袖上抖；持衣领的手伸入另一衣袖内换手持衣领，依上法穿好另一袖。

3）两手持衣领，由领子中央顺着边缘向后理顺领边，扣(系)好领扣。

4）扎好袖口。

5）解开腰带活结，将隔离衣逐渐向前拉，见到边缘捏住，同法将另一侧边缘捏住，两手在背后对齐两侧衣边，向一侧折叠并以手按住，另一手将腰带拉至背后折叠处按住，腰带在背后交叉，回到前面打活结。

(2) 脱隔离衣

1) 松开腰带,在前面打活结。
2) 解开并翻卷袖口,向上拉至肘部,将部分衣袖塞入工作衣袖内。
3) 消毒双手。
4) 解开衣领。
5) 一手伸入另一侧衣袖内,拉下衣袖过手,用衣袖遮住的手握住另一衣袖的外面将衣袖拉下,两手在袖内对齐,双手转换渐从袖管中退出至衣肩。
6) 两手持领,将隔离两边对齐,挂在衣钩上,不再穿的隔离衣,脱下后清洁面向外,卷好放入污物袋中。

4. 注意事项
(1) 隔离衣须全部覆盖工作衣,有破洞或潮湿时,应立即更换。
(2) 保持隔离衣里面及领部清洁,系领带(或领扣)时勿使衣袖及袖带触及面部、衣领及工作帽等。
(3) 穿隔离衣时避免接触清洁物;穿隔离衣后,只限在规定区域内进行工作,不允许进入清洁区及走廊。
(4) 隔离衣应每天更换 1 次。接触不同病种患者时应更换隔离衣。
(5) 脱下的隔离衣若挂在半污染区,清洁面向外;如挂在污染区,则污染面朝外。

(刘月仙　陆海英)

思 考 题

1. 患者刘某,男,35 岁。企业工人,患者口唇干裂,体温 39.5℃,脉搏 115 次/min,诊断为伤寒症,请问:
(1) 该患者应采取什么方式的隔离?
(2) 其具体的隔离措施是什么?

2. 患者李某,男,65 岁,退休干部,因胃部不适行胃镜检查,其器械消毒的方法是什么? 消毒时应注意什么?

第二章 给药技术

药物疗法在早期文明中的出现可以追溯到公元前几千年。如中国古代就有伏羲氏"尝味百药"、神农氏尝百草"一日而遇七十毒"的记载。在公元前 1600~1500 年的古埃及时期,人们用纸草文记载了医疗操作及药物是如何应用的,如从植物中提取的鞣酸用于烧伤的治疗等。在中世纪的欧洲,《本草书》记录了植物的食用和药用特性,但由于当时科学技术水平的限制,许多植物的药用性只能靠猜测。到了 18 世纪,随着基础化学科学的发展,化学的方法更为直接地应用在药物的提纯及对有效成分的鉴定方面。1855 年,伍德(Alexander Wood)将吗啡通过他改进的皮下针头注射器直接注入血液,绕过胃的分解作用,使药物治疗用药途径有了新的发展。在现代药理学、生物科学的发展的基础上,口服、注射、雾化吸入、滴入、插入、贴敷等各种临床给药方法不断更新和发展,最大程度地发挥了药物治疗的作用。

第一节 概述

给药(medication adminstration)是临床最常用的一种治疗方法,其目的包括治疗疾病、减轻症状、预防疾病、协助诊断以及维持正常的生理功能。为了保证临床给药的准确性和安全性,实施给药术时需严格执行查对制度务求将准确的药物,按准确的剂量,用正确的方法,在准确的时间内给予准确的患者。不同的给药方法各有其相应的操作规程及要求,熟练掌握给药技术是做好患者治疗的必备条件。同时我们还应能熟练地运用有关药理知识,采取有效的措施以促进疗效及减轻药物不良反应。此外,还要注意患者对药物治疗的信赖程度与情绪反应,并采取相应的行为指导。

一、药物的种类

常用药物的剂型依据给药的不同途径可分为:
1. **内服药** 片剂、丸剂、散剂、胶囊、酊剂、纸型等。
2. **注射药** 水剂、粉剂、混悬液、油剂、结晶等。
3. **外用药** 软膏、搽剂、酊剂、洗剂、滴剂、粉剂、栓剂等。
4. **新型制剂** 粘贴敷片、胰岛素泵、植入慢溶药片等。

不同剂型的药物吸收量与速度不同,从而影响药物作用的快慢和强弱。以注射剂为例,水溶液比混悬液、油剂吸收较快,因而作用发生较快。

二、给药原则

(一) 严格执行查对制度

做好"三查、七对、一注意"。三查:操作前、操作中、操作后查(查七对的内容)。七对:对床号(住院号)、姓名、药名、浓度、剂量、用法、时间。一注意:注意用药后药物疗效和不良反应。

(二) 安全正确给药

准确掌握给药时间、方法,备药后及时分发使用,避免久置后引起药物污染或药效降低。给药前向患者和家属说明药物的作用、可能出现的不良反应、处理办法及自我监护的内容。对易发生过敏反应的药物,使用前应了解过敏史,并按要求做过敏试验。

(三) 加强用药指导,促进遵医行为

对患者及家属进行用药指导,促进遵医行为鼓励患者采取积极的行为配合治疗,帮助其树立对药物治疗的信心,以达到最大疗效,减少和预防不良反应。

遵医行为是指患者对医生治疗方案的配合性和依从性,即患者执行医嘱的程度,良好的遵医行为也是保证药物治疗措施效果的前提。影响遵医行为的因素主要有:患者的年龄、性别、社会经济状况、所患疾病的严重程度及持续时间、治疗的用药方式、治疗方案的复杂程度、患者对医生的信任与满意程度、患者家庭的影响等。为了有效地控制疾病,在治疗中可采取的促进遵医行为的方法主要有:① 建立合作信任的医患关系。② 给予恰当的健康指导,指导、纠正患者对检查及防治措施的错误认识和不正确的观念。③ 通过耐心解释和说明,提高患者对医嘱的理解和执行效果。④ 采用必要的心理行为干预等。

(四) 观察用药反应

给药后要注意观察药物疗效和不良反应,并做好记录。在药物治疗的过程中,应不断评价患者用药后的反应。患者对药物的反应通常在用药后立即或几天内出现,通过询问患者的自我感受、观察患者的行为表现、体征变化和实验室检查结果进行综合分析判断,对是否达到用药的预期目标进行评价,并为治疗方案的继续或调整提供依据。

三、给药途径

不同的给药途径可以影响药物吸收速度和生物利用度。除动、静脉给药药液直接进入血液循环,发挥药效最快外,其他给药途径均有一个吸收过程,吸收速度由快至慢的顺序依次为:吸入、舌下、直肠、肌内、皮下、口服、皮肤。给药部位血流加速可增加吸收率,血流减慢则吸收减少。某些情况下,不同的给药途径还会产生药物效应质的不同,如口服硫酸镁产生导泻与利胆作用,而注射给药则产生镇静和降压作用。

四、给药时间和次数

给药间隔时间与次数取决于药物的半衰期以及人体的生理节奏,应以维持药物在血中的有效浓度和发挥最大药效为最佳选择。医院常用给药术的外文缩写见表 2-1。

表 2-1 医院常用给药术的外文缩写

外文缩写	中文译意	外文缩写	中文译意
qh	每1小时1次	st	立即
q2h	每2小时1次	prn	需要时(长期)
q3h	每3小时1次	sos	必要时(限用1次,12 h内有效)
q4h	每4小时1次	Dc	停止
q6h	每6小时1次	Aa	各
qd	每日1次	Ad	加至
bid	每日2次	Rp,R	处方
tid	每日3次	Inj	注射
qid	每日4次	Po	口服
qod	隔日1次	OD	右眼
biw	每周2次	OS	左眼
qm	每晨1次	OU	双眼
qn	每晚1次	AD	右耳
am	上午	AS	左耳
pm	下午	AU	双耳
12n	中午12点	ID	皮内注射
12mn	午夜12点	H	皮下注射
hs	睡前	IM/im	肌内注射
ac	饭前	IV/iv	静脉注射
pc	饭后	ivgtt	静脉滴注

慎 独

"慎独"是中国儒家的道德修养术语。《礼记·中庸》曾论及:"莫见乎隐,莫显乎微,故君子慎其独也。"郑玄注:"慎独者,慎其闲居之所为。"意谓在闲君独处时,对自己的行为尤其谨慎,自觉遵循儒家的伦理道德准则。《辞海》把"慎独"解释为"在独处无人注意时,自己的行为也要谨慎不苟"。作为医务工作者,经常有独立工作的机会,在独处时,时刻谨慎自己的行为,不做违反职业操守的事,是每个医生的基本行为规范。[摘自《中国百科大辞典(7)》.北京:中国大百科全书出版社.1999:4763.]

第二节 口服给药法

口服给药(oral administration)是将药物通过口服经胃、肠道吸收而使药效作用于局部或全身的治疗方法。口服给药是最常用的给药方法,方便、经济且相对安全。然而,口服给药吸收率低,药物生效的时间长,故急救、意识不清、呕吐不止、禁食等患者不宜使用。

一、目的

药物经口进入胃肠道内,以减轻症状、治疗疾病或预防疾病。

二、操作前准备

1. **患者准备** 了解患者有无口腔、食道疾患、吞咽困难及呕吐,是否适合口服给药。了解患者的意识及合作程度;向患者解释服药的目的和注意事项,说明所服药物的作用及可能产生的副作用,以取得患者和(或)家属的知情同意。
2. **用物准备** 服药本,药卡,药物,药杯,饮水管,水壶(内盛温开水)。
3. **环境准备** 安静,整洁,光线充足。
4. **操作者准备** 服装整洁,洗手,戴口罩。

三、操作步骤

(1) 携用物到患者床边,核对床号(住院号)、姓名,必要时通过腕带核对信息。
(2) 协助患者取合适体位。
(3) 协助患者服药,确认服下后方可离开。对危重患者及不能服药者应喂药;鼻饲患者将药碾碎、溶解后从胃管注入。
(4) 操作后处理:① 协助患者取舒适卧位,整理床单位。② 清理用物,按医院消毒隔离原则处理。③ 洗手。④ 记录结果,观察患者服药后反应。

四、注意事项

(1) 抗生素及磺胺类药物需在血液内保持有效浓度,应准时服药。
(2) 健胃药宜在饭前服,助消化药及对胃黏膜有刺激性的药物宜在饭后服。
(3) 止咳糖浆对呼吸道黏膜起安抚作用,服后不易立即饮水。若同时服用多种药物,应最后服用止咳糖浆。
(4) 磺胺类药物经肾脏排出,尿少时易析出结晶堵塞肾小管,服药后应多饮水。
(5) 缓释片、肠溶片、胶囊吞服时不可嚼碎。
(6) 服强心甙类药物时需加强对心率、节律监测,脉率低于60次/min或节律不齐时应暂停服用或根据情况严密观察(如房颤患者服用地高辛)。
(7) 对牙齿有腐蚀或染色作用的药物如酸类和铁剂,应用吸管吸服,服后漱口,以避免药物与牙齿直接接触。

第三节 注射术

注射术(injection)是将无菌溶液或生物制品注入体内的方法。常用的注射术有皮内注射、皮下注射、肌内注射、静脉注射和动脉注射。注射给药的主要特点是药物吸收快,血药浓度迅速提高,适用于因各种原因不能口服给药,需要迅速发挥药效的。但注射给药会造成一定程度的组织损伤,可引起疼痛及某些并发症的发生,同时由于注射给药药物药效发挥迅速,某些药物不良反应出现迅速,处理也相对困难。

一、注射原则

(一) 严格遵守无菌操作原则

1. **操作者** 操作前必须洗手、戴口罩,保持衣帽整洁。
2. **注射器** 针筒内壁、活塞、乳头、针头的针梗、针尖必须保持无菌。
3. **注射部位** 应进行消毒,并保持无菌。

常规消毒:用无菌棉签蘸2%碘酊,以注射点为中心,从中心向外螺旋涂擦,直径应在5 cm以上,待干后,用70%乙醇同法脱碘,待干后方可注射。

安尔碘消毒:用无菌棉签蘸安尔碘原液,涂擦1~2遍,方法同常规消毒。

(二) 严格执行查对制度

做好"三查七对",仔细检查药液质量,如发现药液有变色、沉淀、混浊、药物有效期已过或安瓿有裂痕等情况,则不能使用。当需要同时注射几种药物时,应该查对有无配伍禁忌。

(三) 选择合适的注射器和针头

根据注射途径、药液量、黏稠度和药物刺激性强弱选择注射器和针头。注射器应完整无裂缝、不漏气。针头型号合适、锐利、无钩、无锈、无弯曲;注射器和针头衔接必须紧密;一次性注射器的包装应密封、不漏气,在有效期范围内。

(四) 选择合适的注射部位

避开神经、血管处,不可在炎症、硬结、瘢痕及患皮肤病处进针。需长期注射的患者,应经常更换注射部位。

(五) 排尽空气

注射前必须排尽注射器内空气,防止空气进入血管形成栓塞。

(六) 检查回血

进针后,注射药液前先抽动活塞,检查有无回血。动、静脉注射必须见有回血方可注入药液。皮下、肌内注射,如发现有回血,应拔出针头重新进针,不可将药液注入血管内。

(七) 掌握合适的进针深度

(1) 各种注射法分别有不同的进针深度要求(图2-1)。
(2) 进针时不可把针梗全部刺入皮肤内,以防不慎发生断针时,较难处理。

(八) 减轻患者的不适与疼痛

(1) 做好解释,解除患者思想顾虑。分散其注意力,指导患者取合适体位,使肌肉松弛,易于进针。
(2) 注射时做到"二快一慢一匀速",即进针快、拔针快、推药慢,注药速度均匀。
(3) 同时注射多种药液时,应先注射刺激性较弱的药液,然后注射刺激性较强的药液,同时注意药物配伍禁忌。
(4) 注射刺激性较强的药物,宜选用细长针头,且进针宜深。

(九) 严格执行消毒隔离制度

注射时做到一人一套物品,包括注射器、针头、止血带、小棉枕;所用物品均按消毒隔离制度处理;对一次性物品应按规定处理,不可随意丢弃。

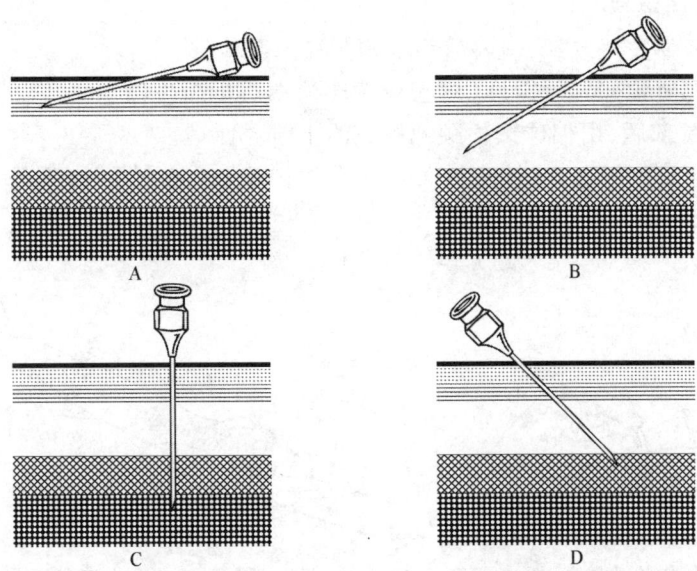

图 2-1 不同注射法的进针角度和深度

二、药物抽吸技术

(一) 操作前准备

1. 用物准备

(1) 注射盘：常规放置安尔碘 1 瓶或 2% 碘酊、70% 乙醇各 1 瓶，棉签，乙醇棉球，无菌持物镊，砂轮，开瓶盖器，弯盘等。

(2) 注射器和针头

1) 注射器：由空筒和活塞两部分组成。空筒前端为乳头，空筒上标有容量刻度，活塞后部为活塞轴、活塞柄（图 2-2）。其规格有 1、2、5、10、20、30、50 ml 数种。

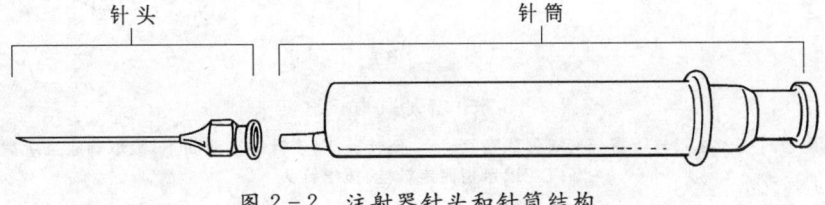

图 2-2 注射器针头和针筒结构

2) 针头：分针尖、针梗和针栓三部分。常用的针头型号有 $4\frac{1}{2}$、5、$5\frac{1}{2}$、6、$6\frac{1}{2}$、7、8、9、12、16 号数种。

3) 注射药物。

2. 环境准备　安静、整洁、光线适宜。

3. 操作者准备　服装整洁，洗手，戴口罩。

(二) 操作步骤

(1) 铺无菌盘备用。

(2) 抽吸药液。

自安瓿中吸取药液法：

1）用手指轻轻弹安瓿颈部，使安瓿头部的药液弹至体部。

2）消毒。在安瓿颈部划一锯痕，用乙醇棉球消毒后折断安瓿。如安瓿颈部有蓝色标记，则不需划痕，消毒颈部后，用棉球按住颈部标记的上方，折断安瓿。

3）抽吸药液。持注射器，将针头斜面向下置入安瓿内的液面下（图2-3、图2-4），持活塞柄，抽动活塞，吸取药液。

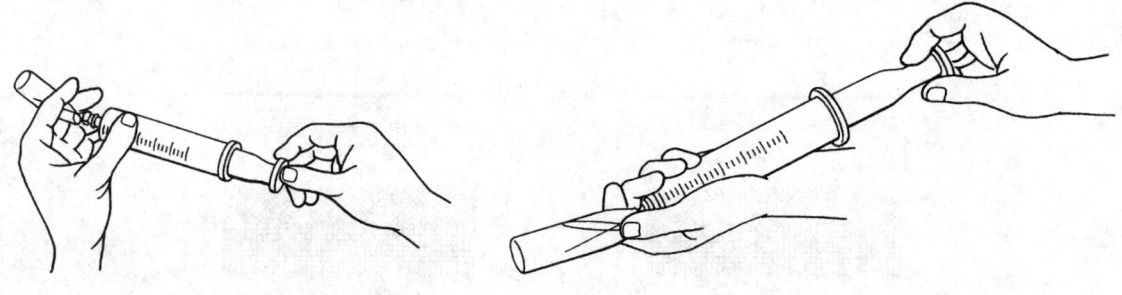

图2-3 自小安瓿吸取药液　　　　图2-4 自大安瓿吸取药液

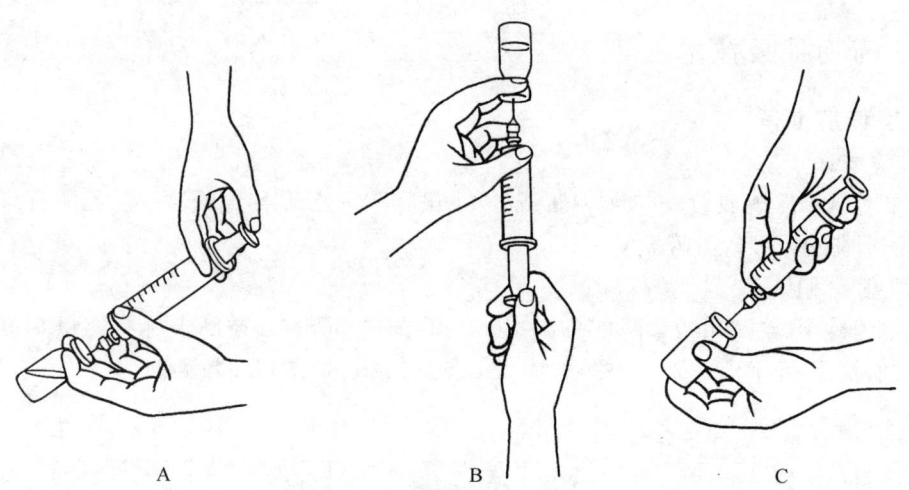

图2-5 自密封瓶内吸取药液

A. 向密封瓶内注入与所需药液等量的空气　B. 倒转药瓶，使针头在液面下，吸取药液至所需量
C. 以示指固定针栓，拔出针头

自密闭瓶内抽取药液法（图2-5）：

1）消毒。除去铝盖中心部分，常规消毒瓶塞，待干。

2）抽吸药液。注射器内吸入与所需药液等量的空气，将针头刺入瓶内，注入空气。倒转药瓶使针头在液面下，吸取药液至所需量，以示指固定针栓，拔出针头。

（3）排空气。将针头垂直向上，轻拉活塞，使气泡聚集于乳头处，慢慢推动活塞，排尽空气。

（4）排气完毕，将密封瓶套在针头上，再次核对后放入无菌巾（或纱布）内备用。

（三）注意事项

（1）在操作过程中，要始终保持针头无菌。抽吸药液时不能用手握住活塞，以免污染药液。

(2) 吸取结晶或粉剂药物时,按要求先用无菌生理盐水、注射用水或专用溶媒充分溶解,然后再吸取;混悬剂摇匀后立即吸取;油剂可稍加温或双手对搓药瓶(遇热易变质的药物除外)后,再抽吸;吸取油剂及混悬剂时,应选用较粗的针头。

三、常用注射术

(一) 皮内注射

皮内注射(intradermal injection)是将小量药液或生物制品注射于表皮与真皮之间的方法。

1. 目的

(1) 药物过敏试验。

(2) 预防接种。

(3) 局部麻醉的起始步骤。

2. 常用部位

(1) 皮肤试验:常选用前臂掌侧下段,该处皮肤较薄,易于注射,且此处皮肤颜色较淡,如有局部反应易于辨认。

(2) 预防接种:常选上臂三角肌下缘。

(3) 局部麻醉:实施局部麻醉处。

3. 操作前准备

(1) 患者准备:① 详细询问患者的用药史、药物过敏史及家族史。② 了解患者的意识、心理状态及合作程度。③ 向患者解释操作目的、主要步骤、配合要点以及相关事项,说明所用药物的作用及可能产生的副作用,以取得患者和(或)家属对执行该操作的知情同意。④ 根据皮内注射目的选取合适部位,并检查局部皮肤状况。

(2) 用物准备

1) 注射用物:注射盘、1 ml 注射器、药物。如为过敏试验,另备 0.1%盐酸肾上腺素。

2) 注射药物:按需准备药物,如为过敏试验,按要求配制皮试液(表 2 - 2)。以青霉素为例,皮内试验药液为每毫升含 100~500 U 的青霉素 G 等渗盐水,0.1 ml(含 10~50 U)为注入标准。各地对注入剂量的规定不一,以 20 U 为例,配制方法如下:

a. 80 万 U 青霉素瓶内注入 4 ml 生理盐水,稀释为每毫升含 20 万 U。

b. 取 0.1 ml 青霉素溶液加生理盐水至 1 ml,每毫升含 2 万 U。

c. 取 0.1 ml 青霉素溶液加生理盐水至 1 ml,每毫升含 2 000 U。

d. 取 0.1 ml 青霉素溶液加生理盐水至 1 ml,每毫升含 200 U,即为青霉素皮试液。

每次配制时均需将溶液混匀。

表 2 - 2　常用药物过敏试验液配制剂量(每毫升中所含药物剂量)

药 物 名 称	皮试液剂量	药 物 名 称	皮试液剂量
青霉素	20~50 U	破伤风抗毒素	15 U
链霉素	250 U	普鲁卡因	0.1 ml(0.25%)
细胞色素 C	0.075 mg	头孢菌素类	50 μg
碘造影剂	0.1 ml		

(3) 环境准备：安静,整洁,光线适宜。
(4) 操作者准备：服装整洁,洗手,戴口罩。

4. 操作步骤（以青霉素皮肤试验为例）

(1) 携用物到患者床边,核对床号(住院号)、姓名,必要时通过腕带核对信息。
(2) 选择注射部位,以70%乙醇消毒皮肤(如为乙醇过敏者禁用)。再次核对,并排尽注射器内的空气。

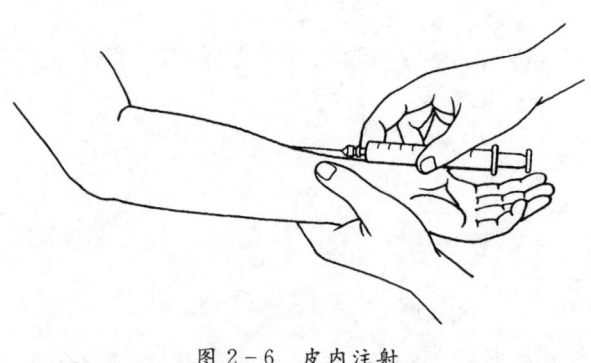

图2-6 皮内注射

(3) 穿刺、注射。左手绷紧皮肤,右手以平执式持注射器,针头斜面向上与皮肤成5°刺入(图2-6),待针尖斜面完全进入皮内后,左手拇指固定针栓,右手注入药液0.1 ml使局部形成一皮丘。在注射过程中注意观察患者反应。

(4) 拔针。再次核对患者信息及药物。

(5) 操作后处理：① 协助患者取舒适卧位,整理床单位。② 清理用物,按医院消毒隔离原则处理。③ 洗手。④ 观察并记录结果。皮肤过敏试验20 min后观察结果。阴性：皮丘无改变,周围无红肿、红晕,无自觉症状。阳性：局部皮肤隆起,出现红晕硬块,直径大于1 cm,或周围出现伪足,有痒感,严重时出现全身症状,如头晕、心慌、恶心,甚至出现过敏性休克。将青霉素试验的结果记录在患者的体温单、医嘱单、注射卡、门诊卡、床头卡等处,并告知患者及家属。

(6) 若需做对照试验,须用另一注射器和针头,在另一前臂相同部位注入0.1 ml生理盐水,20 min后对照观察反应。

5. 注意事项

(1) 进针角度不能过大,注入药量要正确。
(2) 若做皮肤过敏试验,忌用碘类消毒剂,以免影响局部反应的观察。
(3) 注射后切勿按揉注射部位及局部,以免影响观察结果。
(4) 若发生过敏性休克,必须迅速及时、就地急救。

1) 立即停药,患者就地平卧,进行抢救。

2) 立即皮下注射0.1%盐酸肾上腺素0.5~1 ml,病儿酌减。此药是主要作用于α受体的拟肾上腺素药,可引起皮肤、黏膜血管和内脏血管的收缩,使外周阻力增加,又可使心收缩力增强,心率加快,心排血量增加,血压上升,是抢救过敏性休克的首选药物。如症状不能缓解,可每隔30 min皮下或静脉注射该药0.5 ml,直至脱离危险。如发生心跳骤停应立即行胸外心脏按压术。

3) 维持呼吸：给予氧气吸入。呼吸受抑制时,肌内注射尼可刹米(可拉明)或洛贝林(山梗菜碱)等呼吸兴奋剂。喉头水肿影响呼吸时,可行气管插管或气管切开术。

4) 抗过敏：根据医嘱,立即给予地塞米松5~10 mg静脉注射或氢化可的松200~400 mg加入5%~10%葡萄糖液500 ml静脉滴注(或甲基强的松龙静脉注射)。应用抗组胺类药,如肌内注射异丙嗪(非那根)25~40 mg或苯海拉明20 mg。

5) 补充血容量:静脉滴注 10%葡萄糖溶液或平衡液扩充血容量。如血压下降不回升,可用低分子右旋糖酐,必要时可用多巴胺、间羟胺(阿拉明)等升压药物。

6) 纠正酸中毒。

7) 密切观察患者体温、脉搏、呼吸、血压、尿量及其他病情变化,并做好病情动态记录。

(二) 皮下注射

皮下注射(hypodermic injection)是将少量药液注入皮下组织的方法。

1. **目的**

(1) 不宜口服或不能口服给药,而需在一定时间内发生药效。

(2) 预防接种。

(3) 局部麻醉用药。

2. **常用部位** 常选用上臂三角肌下缘、上臂外侧、两侧腹壁、后背、大腿外侧和前侧(图2-7)。

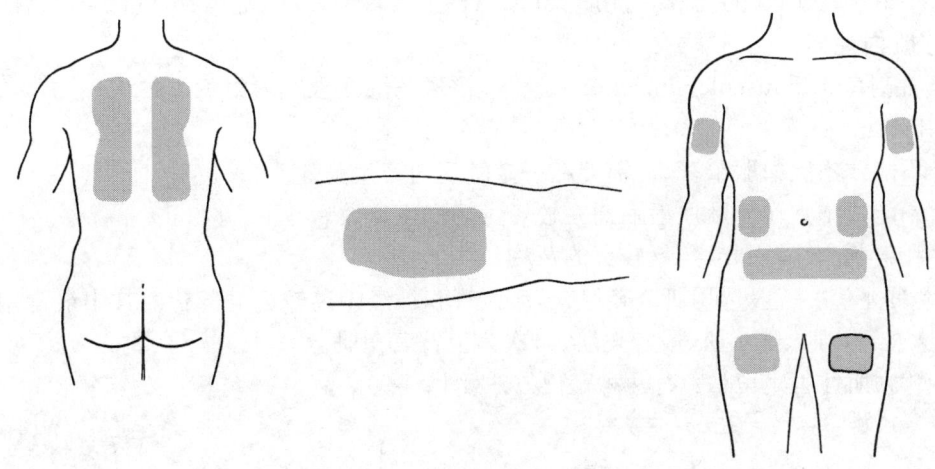

图 2-7 皮下注射部位

3. **操作前准备**

(1) 患者准备:① 了解患者的意识、心理状态及合作程度。② 向患者解释操作目的、主要步骤、配合要点以及相关事项,说明所用药物的作用及可能产生的副作用,以取得患者和(或)家属对执行该操作的知情同意。③ 根据皮下注射目的选取合适部位,并检查局部皮肤状况。若患者为长期注射患者,应注意观察局部有无红肿、硬结。

(2) 用物准备:注射盘,1~2 ml 注射器,药物。

(3) 环境准备:安静、整洁,光线适宜,必要时备屏风遮挡患者。

(4) 操作者准备:服装整洁,洗手,戴口罩。

4. **操作步骤**

(1) 携用物到患者床边,核对床号(住院号)、姓名,必要时通过腕带核对信息。

(2) 选择注射部位,常规消毒皮肤。再次核对,并排尽注射器内的空气。

(3) 注射。一手绷紧局部皮肤,另一手持注射器,示指固定针栓,针头斜面向上与皮肤呈 30°~40°快速刺入皮肤(图 2-8),深度为针梗的 1/2~2/3;以左手示指、拇指抽动活塞柄,无回血方可推注药液。固定针头,另一手抽动活塞,如无回血,缓慢将药液注入,同时观察患者的

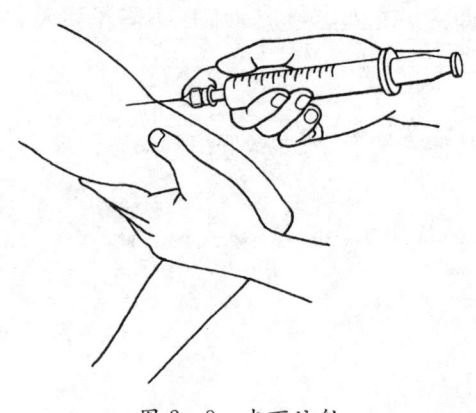

图 2-8 皮下注射

反应。

(4) 拔针。注射完毕,迅速拔出针头,用干棉签轻压针刺处片刻,以减轻疼痛和防止药液外渗。再次核对患者信息及药物。

(5) 操作后处理:① 协助患者取舒适卧位,整理床单位。② 清理用物,按医院消毒隔离原则处理。③ 洗手。④ 记录结果。

5. 注意事项

(1) 刺激性强的药物不宜皮下注射。

(2) 对需长期注射的患者,应有计划的更换注射部位,以保证药物的充分吸收。

(3) 进针角度不宜超过 45°,以免刺入肌层。

(4) 注射不足 1 ml 的药液时,用 1 ml 注射器抽吸药液,以保证药物剂量的准确性。

(三) 肌内注射

肌内注射(intramuscular injection)是将一定量药液注入肌内组织的方法。

1. 目的

(1) 不能或不宜口服给药,而需要在一定时间内产生药效。

(2) 不能或不宜作静脉注射而需在较短时间产生疗效。

(3) 注射刺激性较强或药量较大的药物。

2. 常用部位 一般选用肌肉较厚,与大血管和神经距离较远的部位。其中最常用的是臀大肌,其次是臀中肌、臀小肌、股外侧肌,再次为上臂三角肌。

(1) 臀大肌注射定位法:有两种定位方法(图 2-9)。

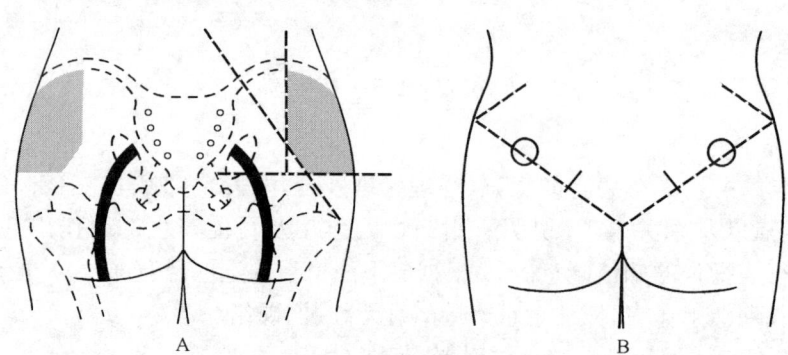

图 2-9 臀大肌注射定位法
A. 十字法 B. 连线法

1) 十字法:从臀裂顶点向左侧或右侧划一水平线,然后从髂嵴最高点作一垂直平分线,将臀部分为四个象限,其外上象限并避开内角即为注射区。

2) 连线法:取髂前上棘和尾骨连线的外上 1/3 处为注射区。

(2) 臀中肌、臀小肌注射定位法:有两种定位方法。

1) 以示指尖和中指尖分别置于髂前上棘和髂嵴下缘处,这样髂嵴、示指、中指形成一个三角形区域,此区域即为注射区(图 2-10)。

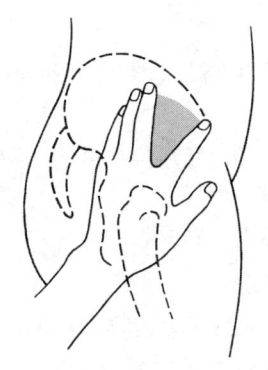
图 2-10 臀中肌、臀小肌
注射定位法

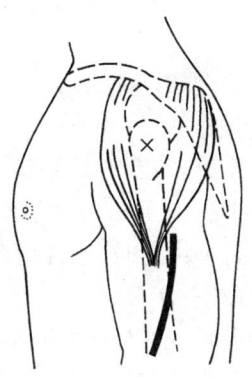
图 2-11 上臂三角肌
定位法

2) 髂前上棘外侧三横指处(图 2-11,以患者自己手指宽度为标准)。

(3) 股外侧肌注射定位方法:在大腿中段外侧。一般成人取髋关节下 10 cm 至膝关节上 10 cm 处,此处血管、神经很少通过,且注射范围广泛,可反复多次注射。尤其适用于 2 岁以下幼儿。

(4) 上臂三角肌注射定位方法:上臂外侧,肩峰下 2～3 横指处(图 2-11)。此处肌肉较薄,只能作小剂量注射。

3. 操作前准备

(1) 患者准备:① 了解患者的意识、心理状态及合作程度。② 向患者解释操作目的、主要步骤、配合要点以及相关事项,说明所用药物的作用及可能产生的副作用,以取得患者和(或)家属对执行该操作的知情同意。③ 根据肌内注射的目的选取合适部位,并检查局部皮肤状况。若患者为长期注射患者,应注意观察局部有无红肿、硬结。

(2) 用物准备:注射盘,2～5 ml 注射器,药物。

(3) 环境准备:安静,整洁,光线适宜,必要时备屏风遮挡患者。

(4) 操作者准备:服装整洁,洗手,戴口罩。

4. 操作步骤

(1) 携用物到患者床边,核对床号(住院号)、姓名,必要时通过腕带核对信息。

(2) 协助患者取合适体位,可取坐位或卧位。坐位是门诊患者接受注射时常用的体位。可供上臂三角肌或臀部肌内注射。如为后者,患者坐的位置要稍高一些,以方便操作。卧位可采用以下姿势:

侧卧位:上腿伸直,放松,下腿稍弯曲。

俯卧位:足尖相对,足跟分开,头偏向一侧。

仰卧位:用于危重患者及不能翻身的患者,以采用臀中肌、臀小肌注射法较为方便。

(3) 选择注射部位。常规消毒皮肤,再次核对,并排尽注射器内的空气。

(4) 注射。一手拇指和示指绷紧局部皮肤,另一手持注射器,以中指和无名指固定针栓,将针头迅速垂直刺入,深度为针梗的 1/2～2/3,2.5～3 cm。

(5) 同皮下注射操作步骤(6)、(7)。

5. 注意事项

(1) 对 2 岁以下的幼儿不宜选用臀大肌注射,因其臀大肌尚未发育好,注射时有损伤坐骨神经的危险。3岁以下不配合的幼儿注射时速度宜快,以防因哭闹、肌肉紧张引起弯针、断针现象。

(2) 切勿将针梗全部刺入,以防发生断针。一旦发生断针,即用一手捏紧局部肌肉,并尽快使用止血钳将断段取出。

(3) 对需长期注射者,应有计划地交替更换注射部位,否则经多次注射药液后,臀部肌肉纤维变性,纤维组织增生,形成瘢痕组织,引起肌肉痉挛。

(4) 多种药物同时注射时,应注意配伍禁忌。

6. 特殊患者的肌内注射方法

(1) 严重水肿患者:注射时可选用较长的针头,行深部注射,进针长度为针梗长的3/4,注射前先用左手将注射部位皮肤按压,将水肿液推向一侧后再进针,以防止药液和组织液在拔针后反溢或外渗,注射后按压数分钟。

(2) 出血性疾病及凝血功能障碍患者:选用较细的针头,减少组织损伤,治疗时尽量集中用药,减少注射次数,注射后拔针按压无出血为止。注意按压时不要揉擦针眼处,以免造成局部皮下渗血。

(3) 肥胖患者:选用较长的针头,行深部注射,可防止药液注入脂肪组织影响药物的吸收效果。

(4) 消瘦患者:进针深度稍浅,或者进针角度小于90°大于45°,防止针头刺到骨骼,避免出现弯针、折针现象,给患者造成痛苦,影响药物的吸收和治疗效果。

(四)静脉注射

静脉注射(intravenous injection)是将药物注入静脉的方法。

1. 目的

(1) 注入药物,需药物迅速发挥药效时。

(2) 作某些诊断性检查。

(3) 静脉营养治疗。

2. 常用注射部位

(1) 四肢浅静脉:上肢常用肘部浅静脉,如贵要静脉、肘正中静脉、头静脉,腕部及手背静脉;下肢常用大隐静脉、小隐静脉及足背静脉(图2-12)。

(2) 头皮静脉:小儿头皮静脉极为丰富,静脉表浅易见,易于固定,方便患儿肢体活动,常选用颞浅静脉、耳后静脉、枕静脉、额静脉等(图2-13)。

(3) 股静脉:股静脉位于股三角区内,在股神经和股动脉的内侧(图2-14)。

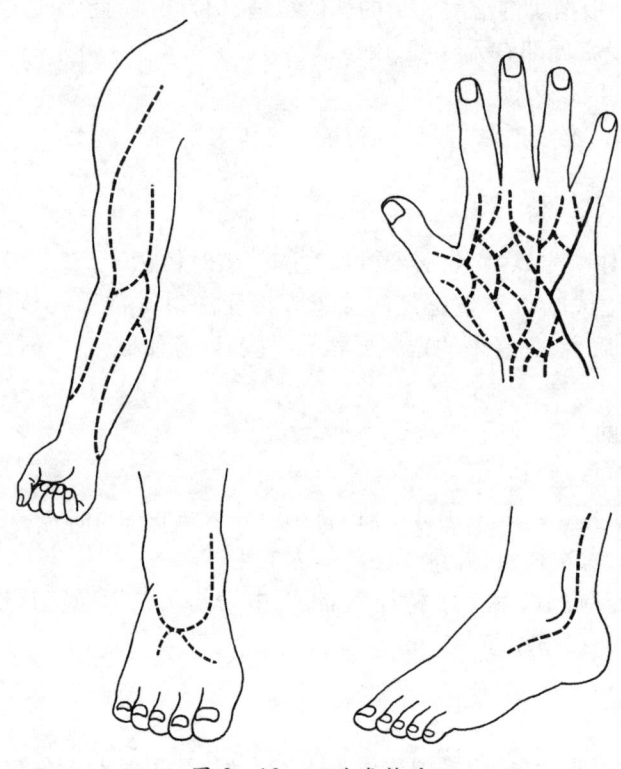

图2-12 四肢浅静脉

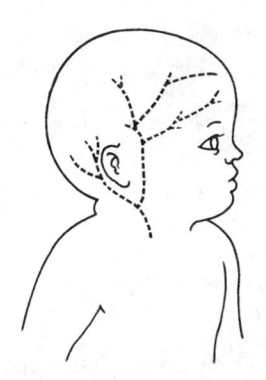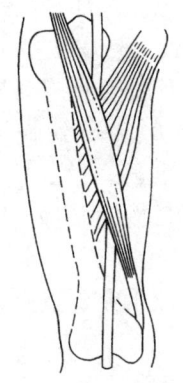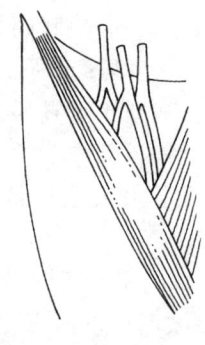

图 2-13　小儿头皮静脉分布　　　　图 2-14　股静脉解剖位置

3. 操作前准备

(1) 患者准备：① 了解患者的意识、心理状态及合作程度。② 向患者解释操作目的、主要步骤、配合要点以及相关事项，说明所用药物的作用及可能产生的副作用，以取得患者和(或)家属对执行该操作的知情同意。③ 根据注射目的选取合适部位静脉，并检查局部皮肤状况、静脉管壁弹性和充盈度。

(2) 用物准备：注射盘，止血带，小垫枕，6～9 号针头或头皮针，注射器，胶布，注射卡，药物。

(3) 环境准备：安静，整洁，光线适宜，必要时备屏风遮挡患者。

(4) 操作者准备：服装整洁，洗手，戴口罩。

4. 操作步骤

(1) 携用物到患者床边，核对床号(住院号)、姓名，必要时通过腕带核对信息。

(2) 协助患者取合适体位。如股静脉穿刺时，下肢稍屈膝外展，以充分暴露穿刺部位。选择静脉。① 选择粗直、弹性好、相对较固定的静脉。② 避开关节及静脉瓣。以手指探明静脉走向及深浅，在穿刺部位下方垫小垫枕。在穿刺部位上方约 6 cm 处扎紧止血带，末端朝上，嘱患者握拳，常规消毒，再次核对，排尽空气。

(3) 穿刺。不同部位穿刺方法如下。

1) 四肢静脉穿刺：以一手拇指绷紧局部静脉下端皮肤，使其固定，另一手持注射器，针头斜面向上，针头和皮肤呈 20°～25°，自静脉上方或侧方刺入皮下，再沿静脉方向潜行刺入(图 2-15)，见回血，证明针头已入静脉，可再顺静脉进针少许。

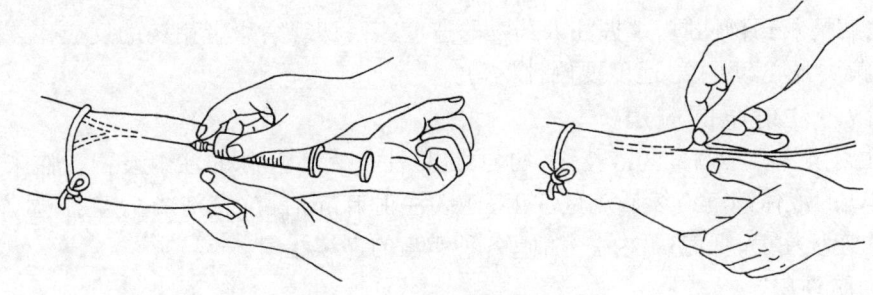

图 2-15　静脉注射进针法

2) 头皮静脉穿刺：由助手固定患儿头部，术者一手拇指绷紧静脉远端皮肤，使静脉固定，另一手持头皮针，沿静脉向心方向，针头与皮肤呈 15°～20°，由静脉上方或侧方刺入皮下。

3) 股静脉穿刺：于股三角区扪及股动脉搏动最明显处，以示指固定，右手持注射器，使针尖与皮肤呈 90°或 45°，在股动脉内侧 0.5 cm 处刺入，边抽动活塞边慢慢上提注射器，见抽出暗红色血，提示针头已进入股静脉。

(4) 注射。松开止血带，嘱患者松拳，固定好针头，缓慢注入药液，同时观察局部情况和患者反应。

(5) 拔针。注射完毕，将干棉签放于穿刺点上方，快速拔出针头，按压 3～5 min，直至无出血为止。再次核对患者信息和药物。

(6) 操作后处理：① 协助患者取舒适卧位，整理床单位。② 清理用物，按医院消毒隔离原则处理。③ 洗手。④ 记录结果。

5. 不同患者四肢静脉的穿刺要点

(1) 肥胖患者：皮下脂肪多，静脉较深，静脉显露不明显，但较固定，确认血管后再行正面刺入，进针角度应稍大(30°～40°)。

(2) 消瘦患者：皮下脂肪少，静脉较滑动，但静脉较明显，穿刺时须固定静脉，正面或侧面刺入。

(3) 水肿患者：静脉不明显，可按静脉走行的解剖位置，用手指压迫局部，以暂时驱去皮下水分，显露静脉后迅速穿刺。

(4) 脱水患者：静脉萎陷，充盈不良，可作局部热敷、按摩，待血管扩张显露后再穿刺。

(5) 老年患者：皮肤松弛，静脉多硬化，脆性增强，血管易滑动，针头不易刺入。可用手指固定穿刺段静脉上下两端后在静脉上方直接穿刺。

6. 静脉注射失败的常见原因

(1) 针头刺入过浅：① 未刺入血管内，针头在皮下。表现为抽吸无回血，推注药液局部隆起、疼痛。② 未完全进入血管内，针头斜面部分在血管内，部分尚在皮下。表现为可抽吸到回血，但推注药液可有局部隆起、疼痛。

(2) 针头刺入过深：① 针头刺破对侧血管壁，针头斜面部分在血管内，部分在血管外。表现为抽吸有回血。② 针头穿透对侧血管壁。表现为抽吸无回血。

7. 注意事项

(1) 对长期静脉用药的患者，为保护血管，要有计划地自远心端到近心端选择血管注射。

(2) 注射对组织有刺激的药物，应另备抽有生理盐水的注射器和头皮针，穿刺成功后，先注入少量生理盐水，证实针头确实在血管内，再换上抽有药液的注射器进行注射，以防止药物外溢于组织内而发生坏死。

(3) 按病情及药物性质，掌握注入药物的速度。密切观察患者用药的反应，某些药物如硫酸镁、洋地黄类强心药，注射速度要慢且均匀。

附：微量注射泵的应用

微量注射泵是将小剂量药液持续、均匀、定量注入人体静脉的注射装置。临床上常用于：ICU 或 CCU 的液体药剂连续低流量注射；连续注射麻醉剂、抗癌剂或抗凝剂；早产儿或新生儿营养剂的连续注射；低流量注射、输血；各种激素的连续注射。

(五) 动脉注射

动脉注射(arterial injection)是将药物注入动脉的方法。

1. 目的

(1) 加压输血输液。

(2) 注入造影剂。

(3) 注射抗癌药物作区域性化疗。

2. 常用注射部位

(1) 股动脉：髂前上棘和耻骨结节连线中点。

(2) 桡动脉：掌侧腕关节上 2 cm。

(3) 作区域性化疗时，头面部选用颈总动脉，上肢疾患选用锁骨下动脉。

3. 操作前准备

(1) 患者准备：① 了解患者的意识、心理状态及合作程度。② 向患者解释操作目的、主要步骤、配合要点以及相关事项，说明所用药物的作用及可能产生的毒副作用，以取得患者和(或)家属对执行该操作的知情同意。③ 根据注射目的选取合适部位动脉，并检查局部皮肤状况、动脉搏动情况。

(2) 用物准备：治疗盘，止血带，小垫枕，6～9 号针头，注射器，无菌手套(必要时)，注射卡，药物。

(3) 环境准备：安静，整洁，光线适宜，必要时备屏风遮挡患者。

(4) 操作者准备：服装整洁，洗手，戴口罩。

4. 操作步骤

(1) 携用物到患者床边，核对床号(住院号)、姓名，必要时通过腕带核对信息。

(2) 协助患者取合适体位。如股动脉穿刺，体位与股静脉穿刺相同。

(3) 选择注射部位。局部常规消毒，操作者戴手套或消毒左手示指和中指，在已消毒范围内扪及动脉搏动最明显处。再次核对。

(4) 穿刺。在欲穿刺动脉搏动最明显处固定动脉于两指间，右手持注射器，在两指间垂直或与动脉走向成 40°刺入。

(5) 拔针。注射完毕，将干棉签放于穿刺点，快速拔出针头，按压 5～10 min 至无出血为止。再次核对患者信息和药物。

(6) 操作后处理同静脉注射。

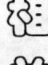

穴位注射疗法

穴位注射疗法是中医吸收、融合现代医学之注射技术。中西医务人员将封闭疗法与针灸疗法结合，把神经阻滞药物注入穴位以达到封闭止痛的作用。即在经络腧穴或阿是穴(即在压痛点、病灶局部、皮下阳性反应物上取穴)上适量注射液体药物，以防治疾病的方法。因所注射用的药物绝大多数为液体，故又称为"水针疗法"。由于应用的药液剂量通常比常规剂量小，故又称为"小剂量药物穴位注射"。

由于穴位注射应用的药物多具补虚扶正、祛邪泄实、调和阴阳、调整脏腑、疏通经络、行气活血的功效，具有传导阻截、增强免疫力的作用，在临床上广泛应用于各种疾病，尤其多用于各种骨关节炎、软组织损伤、神经痛、神经麻痹、神经症等。但凡恶性肿瘤、脓毒血症、尿毒症、心力衰竭、肾功能衰竭、部分急性传染病、危急重症等患者，都不宜穴位注射。

第四节 雾化吸入术

雾化吸入(nebulization)是应用雾化设备将药液分散成细小的如气雾状的雾滴,经患者鼻或口吸入以达到治疗目的的给药方法。通过雾化吸入给药,药物吸收快,用药量少,不良反应小,可以达到湿化气道、抗炎、祛痰、解痉等作用,尤其适合呼吸道疾病的治疗。常用的雾化吸入方法有超声雾化吸入(ultrasonic nebulization)、氧气雾化吸入、手压式雾化吸入等。

一、超声雾化吸入

超声雾化吸入是利用超声波声能产生高频震荡,将药液变成细小雾滴,随呼吸进入气管、支气管、细支气管等深部呼吸道而发挥疗效。

(一) 目的
(1) 预防和控制呼吸道感染。
(2) 润湿呼吸道,稀释呼吸道分泌物。
(3) 解除呼吸道痉挛。
(4) 间歇吸入抗癌药物治疗肺癌。

(二) 操作前准备
1. **患者准备** 向患者解释操作目的、主要步骤、配合要点以及相关事项,说明所用药物的作用及可能产生的副作用,以取得患者和(或)家属对执行该操作的知情同意。
2. **用物准备**
(1) 超声雾化器:连接雾化器主件与附件。水槽内加冷蒸馏水(水量根据不同类型的超声波雾化器的要求而定),要浸没雾化罐底的透声膜。
(2) 药物:核对后将药液稀释至30~50 ml倒进雾化罐,将罐盖旋紧。常用药物有:抗生素、氨茶碱、沙丁胺醇、α糜蛋白酶和中药制剂,如双黄连、鱼腥草、清开灵、复方丹参等。
(3) 其他用物:治疗巾一块,弯盘,纸巾,按需要备电源插座。
3. **环境准备** 安静,整洁,光线适宜。
4. **操作者准备** 服装整洁,洗手,戴口罩。

(三) 操作步骤
(1) 携用物到患者床边,核对床号(住院号)、姓名。
(2) 接通电源,调整定时开关至所需时间(一般每次15~20 min,中档为2 ml/min,小档为1 ml/min,一般用中档),此时药液成雾状喷出。
(3) 协助患者取合适体位。协助患者将口含嘴放入口中,嘱患者紧闭口唇深吸气。
(4) 治疗完毕,取下口含嘴,先关雾化开关,再关电源开关,否则电子管易损坏。
(5) 操作后处理:① 擦干患者面部,协助患者取舒适卧位,整理床单位。② 清理用物。将水槽内的水倒掉,擦干水槽;将雾化罐、螺纹管浸泡于消毒液内1 h,再洗净晾干备用(或患者自备口含嘴)。③ 洗手。④ 观察治疗效果并记录。

(四) 注意事项

(1) 使用前检查雾化器各部件是否完好,有无松动、脱落等异常情况。
(2) 水槽和雾化罐中切忌加温水或热水,应保持有足够冷水,槽内水温勿超过 50℃。
(3) 雾化罐底的透声膜薄而质脆,易破碎,操作中注意不要损坏。
(4) 连续使用雾化器时,中间要间隔 30 min。

二、氧气雾化吸入

氧气雾化吸入(oxygen nebulization)是借助高速氧气气流,使药液形成雾滴,通过呼吸进入呼吸道的方法。

(一) 目的

(1) 治疗呼吸道感染,消除炎症、稀化痰液以利排出。
(2) 改善通气功能,解除支气管痉挛。

(二) 操作前准备

1. **患者准备** 同超声雾化吸入法。
2. **用物准备**
(1) 雾化吸入器。
(2) 药物。将药物稀释至 5 ml,注入雾化器中。
(3) 氧气装置。
3. **环境准备** 安静,整洁,光线适宜。符合氧气安全使用要求。
4. **操作者准备** 服装整洁,洗手,戴口罩。

(三) 操作步骤

(1) 携用物到患者床边,核对床号(住院号)、姓名。
(2) 连接氧气输气管与雾化器底部的进气口,调整氧气流量为 6～8 L/min(一般 5 L/min)。
(3) 协助患者取合适体位,指导其用鼻呼吸,口含吸嘴深吸气吸入药雾,直至药液雾化吸入完毕。
(4) 治疗结束,移去雾化器,关闭氧气。
(5) 操作后处理:① 协助患者漱口,取舒适卧位,整理床单位。② 清理用物,浸泡消毒雾化器。③ 洗手。④ 观察治疗效果并记录。

(四) 注意事项

(1) 使用前检查雾化器各部件连接是否完好,有无漏气。
(2) 氧气湿化瓶内勿放水,以免液体进入雾化吸入器内使药液稀释。
(3) 操作中注意用氧安全。
(4) 使用激素类药物雾化吸入时,用后要洗脸、彻底漱口,以免药物残留。

第五节 其他给药术

临床除了常用的皮下、皮内、动脉、静脉、吸入等给药方法外,还可以根据用药部位的不同,选用其他给药方法,如眼、鼻、耳常用滴入法,阴道或直肠常用药栓插入,皮肤常用涂擦等。这些方法由于是局部用药,针对性强,疗效较好。

一、滴入给药术

滴入给药术(instillation)是将药液滴入眼、耳等处,达到局部治疗的目的。

(一) 目的

将药液滴入眼、耳、鼻等处,以达到局部或全身的治疗作用,或用于某些诊断检查。

(二) 操作前准备

1. **患者准备** 向患者解释操作目的、主要步骤、配合要点以及相关事项,说明所用药物的作用及可能产生的副作用,以取得患者和(或)家属对执行该操作的知情同意。
2. **用物准备** 治疗盘,弯盘,消毒干棉球,药液,治疗巾。
3. **环境准备** 安静,整洁,光线适宜。
4. **操作者准备** 服装整洁,洗手,戴口罩。

(三) 操作步骤

(1) 携用物到患者床边,核对床号(住院号)、姓名。
(2) 三种滴入给药术。

滴眼药术:

1) 协助患者取仰卧位或坐位,头略后仰,操作者站于患者身旁或身前。
2) 用干棉球拭去眼分泌物,嘱患者眼向上视。
3) 左手取一干棉球置于患侧眼的下眼睑处,并用示指固定上眼睑,拇指将下眼睑轻轻向下牵拉。
4) 右手持滴瓶或滴管,以小指固定于患者前额上。滴瓶口距眼睑 1~2 cm,将药液滴入结膜下穹窿中央 1 滴;涂眼药膏者,则将眼药膏挤入下穹窿部 1 cm 左右长度,最后以旋转方式将药膏膏体离断。
5) 轻提上眼睑,覆盖眼球,并嘱患者闭双眼,转动眼球。
6) 以干棉球拭去外溢的药水,并用棉球压迫泪囊区 2~3 min。

滴鼻药术:

1) 嘱患者先排出鼻腔内分泌物,清洁鼻腔。
2) 协助患者取合适卧位。仰头位:在患者肩下垫枕,使患者头垂直后仰或头悬垂于床缘,前鼻孔向上,适用于单侧鼻窦炎或伴有高血压者。侧头位:嘱患者向患侧卧,肩下垫枕,使头偏向患侧并下垂。
3) 操作者手持一干棉球,一手指轻推鼻尖,暴露鼻腔。另一手持滴瓶距鼻孔 2 cm 处向鼻孔滴入药液,每侧 2～3 滴。轻捏鼻翼或嘱患者头部略向两侧轻轻摇动。

4) 保持原位 3～5 min,然后捏鼻坐起。

滴耳药术:

1) 协助患者侧卧,患耳向上;或坐位,头偏向一侧肩部,使患耳向上;用小棉签清洁外耳道。

2) 操作者一手持干棉球,向上向后轻提患侧耳郭,使耳道变直。

3) 另一手持滴管,手腕固定在患者额头上,将药液自外耳孔顺耳后壁缓缓滴入 3～5 滴,并轻轻提耳郭或在耳屏上加压,使气体排出,药液易流入;将棉球塞入外耳道口。

4) 嘱患者保持原位 3～5 min,用干棉球拭去流出的药液。

(四) 注意事项

(1) 角膜为眼结构中最敏感的部位,故不可将药直接滴于角膜上。

(2) 若眼药水与眼药膏同时使用,应先滴药水后涂药膏。

(3) 易沉淀的混悬液应摇匀后再滴,以免影响药效。

(4) 滴管不可触及患部,以免污染。

二、直肠给药术

直肠给药术(rectal suppository)是将药栓塞入直肠达到局部或全身治疗的目的。

(一) 目的

(1) 插入甘油栓,软化粪便,以利排出。

(2) 栓剂中有效成分被直肠黏膜吸收,而达到全身治疗作用。

(二) 操作前准备

1. **患者准备** ① 了解患者的意识、心理状态及合作程度。② 向患者解释操作目的、主要步骤、配合要点以及相关事项,说明所用药物的作用及可能产生的副作用,以取得患者和(或)家属对执行该操作的知情同意。③ 检查患者肛门情况,有无腹泻等。

2. **用物准备** 直肠栓剂,指套或手套,卫生纸。

3. **环境准备** 安静,整洁,光线适宜,屏风遮挡。

4. **操作者准备** 服装整洁,洗手,戴口罩。

(三) 操作步骤

(1) 携用物到患者床边,核对床号(住院号)、姓名,必要时通过腕带核对信息。

(2) 协助患者取侧卧位,膝部弯曲,暴露肛门。戴上指套或手套,让患者张口深呼吸,尽量放松。

(3) 置药。将栓剂插入肛门,并用示指将栓剂沿直肠壁朝脐部方向送入 6～7 cm(图 2-16)。置入栓剂后,保持侧卧位 15 min,若栓剂滑脱出肛门外,应予重新插入。

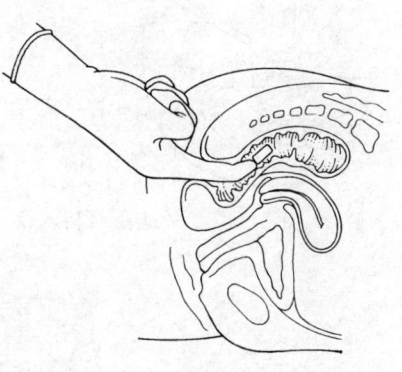

图 2-16 直肠栓剂插入法

(4) 操作后处理:① 协助患者取舒适卧位,整理床单位。② 清理用物,按医院消毒隔离原则处理。③ 洗手。④ 记录结果。

(四) 注意事项

(1) 插入栓剂时必须插至肛门内括约肌以上,并确定栓剂附着于肠黏膜上,保证用药效果。

(2) 用药后保持侧卧,防止栓剂滑脱或药物融化后渗出肛门外。

三、阴道给药术

阴道给药术(vaginal suppository)是将药栓塞入阴道达到局部或全身治疗的目的。

(一) 目的

自阴道插入栓剂,以起到局部治疗的作用。

(二) 操作前准备

1. **患者准备** ① 了解患者的意识、心理状态及合作程度。② 向患者解释操作目的、主要步骤、配合要点以及相关事项,说明所用药物的作用及可能产生的副作用,以取得患者和(或)家属对执行该操作的知情同意。③ 检查患者会阴情况,清洁程度。

2. **用物准备** 阴道栓剂,指套或手套,卫生棉垫。

3. **环境准备** 安静、整洁,光线适宜,屏风遮挡。

4. **操作者准备** 服装整洁,洗手,戴口罩。

(三) 操作步骤

(1) 携用物到患者床边,核对床号(住院号)、姓名。

(2) 协助患者取屈膝仰卧位,双腿外展暴露会阴部,铺橡胶单及治疗巾于会阴下。一手戴上指套或手套取出栓剂,嘱患者张口深呼吸,尽量放松。

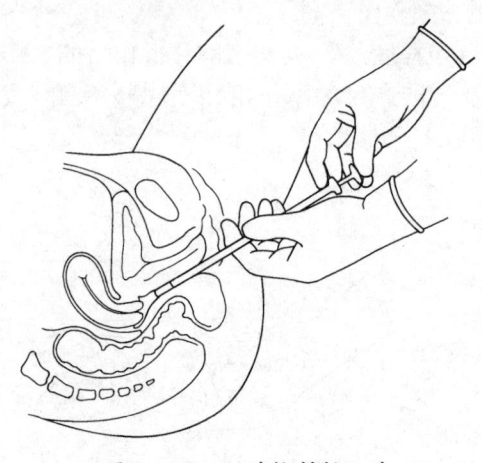

图 2-17 阴道栓剂插入法

(3) 置药。戴上手套用置入器将栓剂沿阴道下后方轻轻置入 5 cm(图 2-17),达阴道穹窿处,以防滑出。嘱咐患者至少平卧 15 min,以利药物扩散至整个阴道组织,利于药物吸收。

(4) 操作后处理:① 协助患者取舒适卧位,为避免药物或阴道渗出物弄污内裤,可使用卫生棉垫。整理床单位。② 清理用物,按医院消毒隔离原则处理。③ 洗手。④ 记录结果。

(四) 注意事项

(1) 必须确定阴道口后才能置药,避免误入尿道。

(2) 成年女性阴道长约 10 cm,故必须置入 5 cm以上。

(周 洁)

思 考 题

1. 王某 男,35 岁。青霉素过敏试验阴性。医嘱:青霉素 80 万 U 肌内注射,每日 3 次。在首次注射 5 min 后突然感到胸闷、气急,面色苍白,出冷汗,脉搏 110 次/min,血压 70/

50 mmHg。请问：

(1) 患者可能发生了什么情况？

(2) 作为医生，你有哪些处理方法？

2. 李某，女 4 岁。因巨细胞性贫血、手足搐搦症住院。入院后患儿睡眠不安，惊厥、哭闹，手足痉挛，生命体征指标正常。需肌内注射维生素 B_{12} 0.1 mg，静脉注射 10% 葡萄糖酸钙 10 ml，请问：

(1) 阐述你在为患儿注射时怎样保证安全用药。

(2) 注射中如何做到无痛注射？

3. 朱某，女，54 岁。Ⅱ型糖尿病 6 年，因继发磺脲类降糖药无效而接受胰岛素治疗。作为医生，你如何指导患者掌握正确注射方法？

4. 胡某，女，61 岁。肺叶切除术后第二天，为预防呼吸道感染，给予超声雾化吸入。在治疗过程中，应注意哪些问题？

肌内注射操作流程

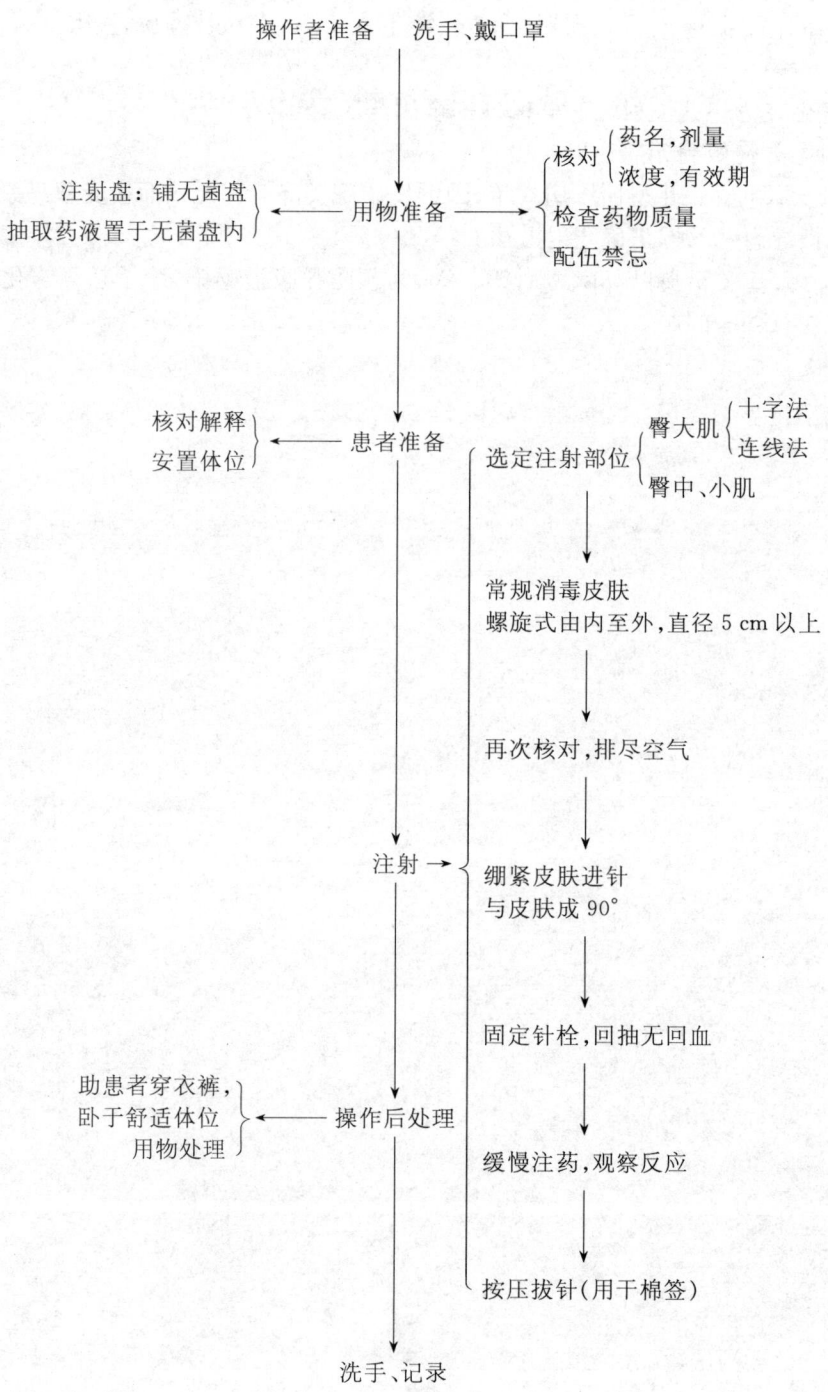

静脉注射法操作流程

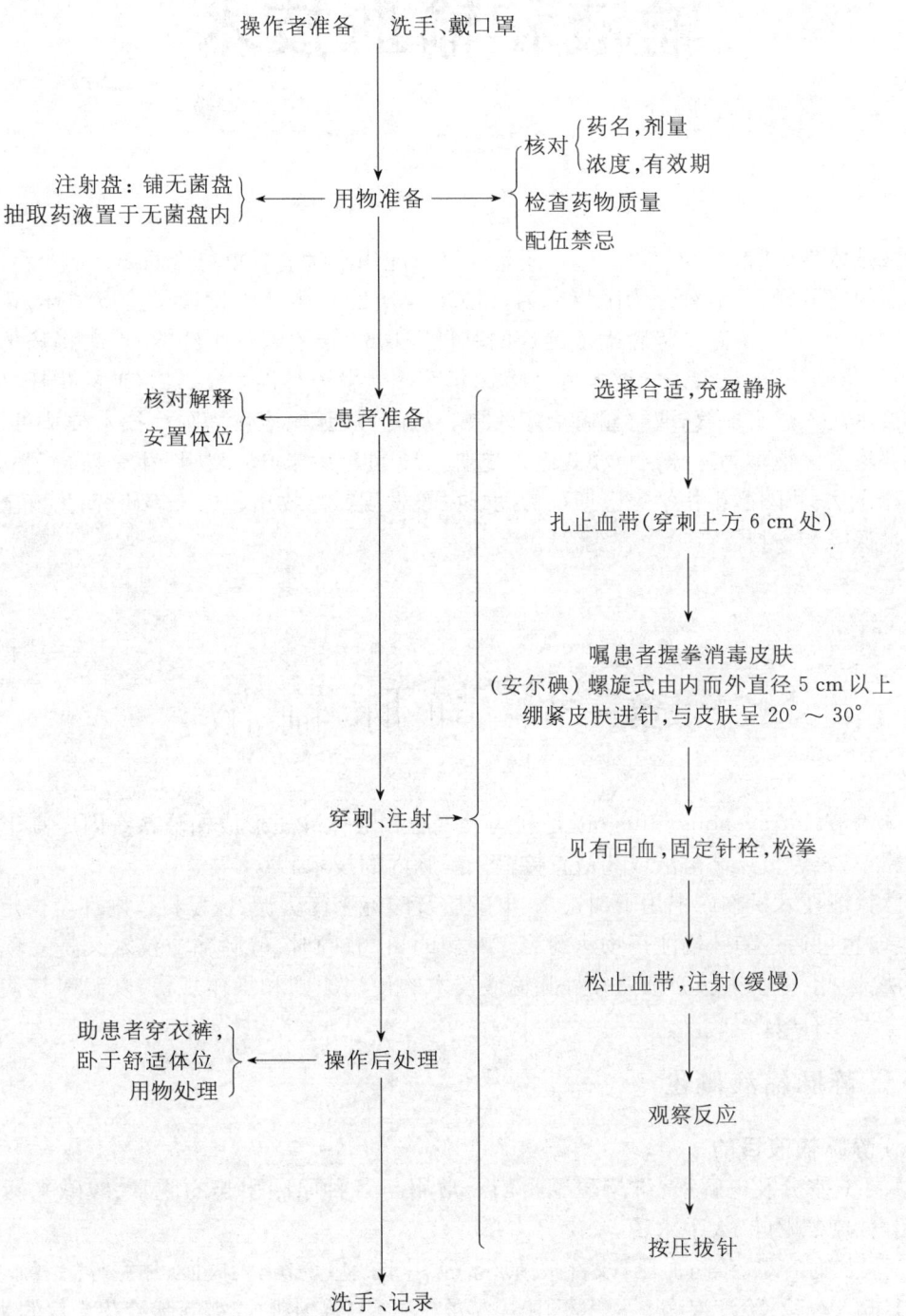

第三章

输液和输血技术

输液技术在 20 世纪 40 年代之前,还是一种只能用于病情危重患者的额外治疗手段,并仅能由医生执行的操作,故称之为医疗行为。1628 年英国医生哈维发现了血液循环,认识到血液运输的作用,从而奠定了静脉输液治疗的基础。1662 年德国医生约翰,首次将药物注入人体,但由于感染问题,患者未能被救活。1832 年欧洲暴发流行性痢疾,英格兰医生托马斯把煮沸过的盐水注入患者血管,取得显著治疗效果。从此,静脉输液作为医疗技术被认可,托马斯的静脉补液方案被称为静脉治疗模式载入史册。19 世纪后半叶,英国医生李斯特创立了无菌的理论和方法;法国微生物学家巴斯德借助显微镜发现微生物引起感染等研究,为安全的静脉输液提供保障和支持。

第一节 静脉输液

静脉输液(intravenous infusion)是利用大气压和液体静压形成输液系统内压高于机体静脉压的原理,将大量无菌溶液或药液直接输入静脉内的技术。

静脉输液技术是临床上用于纠正水、电解质及酸碱平衡失调,恢复机体内环境稳定状态的重要措施,也可通过静脉输注药物达到治疗疾病的目的;同时,静脉输液技术又是一项侵入性治疗方法,因此,医护人员必须熟知静脉输液技术的使用原则和操作规程,以确保其使用过程中的安全性和有效性。

一、静脉输液概述

(一)静脉输液目的

(1) 补充水分及电解质,维持酸碱平衡。常用与各种原因引起的脱水、酸碱平衡失调患者,如腹泻、剧烈呕吐、大手术后。

(2) 增加血容量,维持血压,改善微循环。常用于严重烧伤、大失血、休克等患者。

(3) 输入药物,治疗疾病。常用于中毒、感染、脑等组织水肿或需静脉给药治疗的患者。

(4) 补充营养,促进组织修复,增加体重,维持正氮平衡。常用于慢性消耗性疾病、胃肠道吸收障碍、不能经口进食如昏迷、口腔疾病等患者。

(二) 常用溶液

1. **晶体溶液**(crystal solution) 分子量小,在血管内存留时间短,对维持细胞内外水分的相对平衡,纠正体内水、电解质失调具有重要作用。常用晶体溶液如下。

(1) 葡萄糖溶液:用于补充水及能量,减少组织分解、防止酮体产生,减少蛋白消耗及促进钾离子进入细胞内。葡萄糖进入身体后迅速分解,一般不产生高渗和利尿作用,主要用作静脉给药的载体和稀释剂。临床常用5%葡萄糖溶液和10%葡萄糖溶液。

(2) 等渗电解质溶液:用于补充水及电解质,维持体液容量和渗透压平衡。临床常用0.9%氯化钠溶液、复方氯化钠溶液(林格等渗溶液)、5%葡萄糖氯化钠溶液。

(3) 碱性溶液:用于纠正酸中毒,维持酸碱平衡。临床常用5%碳酸钠溶液、11.2%乳酸钠溶液。

(4) 高渗溶液:用于利尿脱水,可迅速提高血浆渗透压。回收组织间水分进入血管内,消除水肿,同时可以降低颅内压、改善中枢神经系统的功能。临床常用20%甘露醇、25%~50%葡萄糖溶液。

2. **胶体溶液**(colloid solution) 分子量大,在血液内存留时间长,能有效维持血浆胶体渗透压、增加血容量,改善微循环,提高血压。常用胶体溶液如下。

(1) 右旋糖酐:为水溶液多糖类高分子聚合物,常用的溶液有中分子右旋糖酐、低分子右旋糖酐。中分子右旋糖酐能提高血浆胶体渗透压、扩充血容量;低分子右旋糖酐能降低血液黏稠度、减少红细胞凝聚、改善血液循环和抗血栓形成。

(2) 代血浆:作用与低分子右旋糖酐相似,其扩容效果良好,输入后可使循环血量和心输出量显著增加,在体内停留时间较右旋糖酐长,且过敏反应少,急性大出血时可与全血交替使用。临床常用的代血浆有羟基淀粉、氧化聚明胶、聚乙烯吡咯酮等。

(3) 血液制品:能提高胶体渗透压,扩大和增加循环血容量,补充蛋白质和抗体,有助于组织修复和增加机体免疫力。临床常用血液制品有5%白蛋白和血浆蛋白。

3. **静脉高营养溶液**(parenteral nutrition solutions) 主要由氨基酸、脂肪酸、维生素、矿物质、高浓度葡萄糖以及水分组成。凡不能经消化道供给营养或营养摄入不足的患者可通过静脉高营养溶液获得热能供给,补充蛋白质、维持正氮平衡,并补充各种维生素和矿物质。制剂应根据患者不同需要调解配制。配制时必须按照无菌技术操作进行,不得在溶液中添加与营养素无关的物质。

(三) 静脉输液原则

静脉输入溶液的种类和数量应根据患者水电解质及酸碱平衡失调程度来确定,严重脱水的患者在静脉输液时应遵守以下原则:

1. **"先晶后胶"** 补充血容量通常先选用晶体溶液。由于晶体溶液扩容作用短暂,因此,在查明患者病情后应及时补充分子量大、不易透过血管壁、扩容作用持久的胶体溶液。

2. **"先快后慢"** 一般输液初期速度应快,以尽快纠正体液失衡状态。待病情相对稳定后补充速度逐步减慢,在输液开始4~8 h内应输入输液总量的1/3~1/2,余量在24~48 h内补足。同时,应根据药物的性质、患者病情、年龄以及心、肺肾功能情况调节输液速度。

3. **"宁少勿多"** 一般应先纠正失液,然后在1~2 d内继续输液直至完全纠正液体失衡状况。监测每日尿量,当每小时尿量为30~40 ml,比重为1.018时,说明输液量恰当。

4. **"补钾四不宜"** 静脉补钾时应注意:不宜过早,见尿补钾;不宜过浓,不超过0.3%;不宜过快,成人 30~40 gtt/min;不宜过多,成人每日补钾总量不超过 5 g,小儿每日 0.1~0.3 g/kg,浓度稀释为 0.1%~0.3%。

(四) 常用输液部位

静脉输液时,应根据患者的病情急缓、输液目的和补液量,患者年龄、神志、体位等选择静脉输液部位。对于需要长时间输液的患者,应有计划地选择输液穿刺部位,遵循由远心端向近心端、由小静脉逐步到大静脉等原则。临床常用输液部位如下。

1. 周围静脉 上肢肘正中静脉,头静脉,贵要静脉,手背静脉网;下肢大隐静脉,小隐静脉,足背静脉网。除上腔静脉压迫外一般不主张选取下肢静脉注射。

2. 头皮静脉 小儿输液多选此部位。小儿头皮静脉分支甚多,交错成网,浅表易见,不易滑动,便于固定。较大的头皮静脉:颞前静脉、额静脉、耳后静脉及枕静脉。

3. 锁骨下静脉、颈内静脉 此类静脉管径粗大,不易塌陷,硅胶管插入后一般可以保留 2 周。需要长时间持续静脉输液或需使用静脉高营养溶液的患者多选此部位。

(五) 输液药物准备

1. 核对检查
(1) 根据医嘱单,核对药液瓶签(药名、浓度、剂量和时间)。
(2) 检查药液质量,药液是否在有效期内,瓶盖有无松动,瓶身有无裂痕,将输液瓶上下摇动 2 次,对光检查药液有无浑浊、沉淀及絮状物等。
(3) 检查输液器具,核查输液器、注射器是否在有效期内,检查外包装是否有破损。

2. 输液卡填制
(1) 根据医嘱单填写输液卡。
(2) 将填写好的输液卡倒贴于输液瓶上,切勿覆盖输液瓶原有标签。

3. 配置药液
(1) 开启液体瓶铅盖中心部分,常规消毒瓶盖。
(2) 按医嘱加入药物。应根据病情和治疗原则,合理分配用药,安排液体输入顺序,并注意药物之间的配伍禁忌。

4. 连接输液器具
(1) 检查输液器后取出,将输液导管和通气管的针头同时扦入输液瓶塞至针头根部。
(2) 关闭输液导管上的输液滴速调节器。

输 液 护 士

输液护士是公认的输液治疗专家,他们是多面手:操作能手,培训老师,研究员和资源专家。多年的实践工作使输液护士在日常护理方面具备了充足的能力和知识。输液护士不仅拥有护理技术,懂得对患者进行评估,还可以为医疗机构带来有形的财务收益和有效的风险管理策略,包括对人力、物资和设备的有效利用,尽早发现并发症的存在,并进行正面的干预。输液护士是医疗组织不可分割的组成部分,他们为所有患者,包括从年幼到年老的家庭成员,提供专业的输液护理。

(摘自美国输液护士学会 INS、infusion nurse society 2006 年度报告)

二、常用静脉输液法

(一) 周围静脉输液法

周围静脉输液法(peripheral superficial vein intubation)指从外周静脉穿刺,通过静脉输注药物、补充液体的静脉治疗方法,是目前在临床运用最普遍的静脉输液技术。

1. 操作前准备

(1) 患者准备:① 清楚输液目的、过程以及需要注意的问题,以取得患者和(或)家属对执行该操作的知情同意。② 做好输液前准备,如排便排尿,取舒适卧位等。③ 输液肢体准备。

(2) 用物准备:① 治疗盘内备物:基础治疗盘用物一套。需输注溶液及药物,止血带,棉签,弯盘,加药用注射器,输液器,胶布,输液敷贴,砂轮,输液卡,笔,有秒针手表,小垫枕。② 治疗盘外备物:小夹板,棉垫及绷带(必要时),输液架。

(3) 环境准备:环境整洁、安静,关闭门窗,屏风遮挡。

(4) 操作者准备:服装整洁,洗手,戴口罩。

2. 操作步骤

(1) 携用物到患者床边,核对床号(住院号)、姓名,必要时通过腕带核查信息。

(2) 排气:① 将输液瓶倒挂于输液架上,输液架高度适中,使输液装置内压力超过静脉压,以促进液体进入静脉。② 手持穿刺针的针柄,倒置茂菲滴管,打开调节器,当药液平面至茂菲滴管 1/3~1/2 时,迅速倒转滴管,使药液下流,直至液体充满导管和针头内(图 3-1)。关闭调节器,待用,注意保持输液装置无菌。

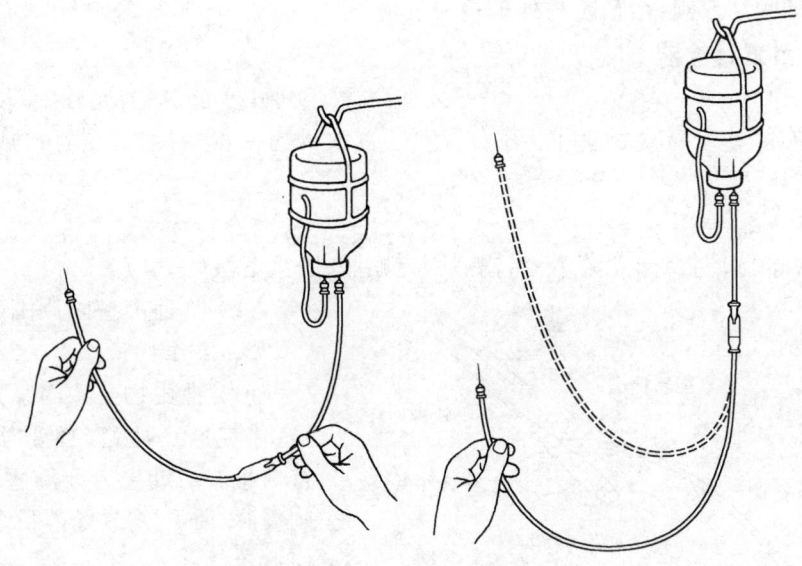

图 3-1 排 气 法

(3) 选择穿刺部位:① 协助患者取舒适卧位,根据病情、药物性质和患者的合作情况挑选静脉。宜选择粗、直、弹性好,避开关节处静脉,注意保护和合理使用静脉,从远端小静脉开始穿刺。② 将小枕垫入待输液的肢体下,在穿刺上方 6~10 cm 处扎止血带,常规消毒穿刺部位皮肤,备胶布。③ 再次核对药液。

(4) 静脉穿刺:① 嘱患者握拳,使静脉充盈便于穿刺。② 再次排气,排液滴于弯盘中,确认穿刺前输液导管内无气泡。③ 穿刺,取下护针帽,按静脉注射法穿刺,见回血后再将针头平行送入血管少许,针头斜面应全部进入血管内。

(5) 固定:① 一手固定针柄,另一手松开止血带,嘱患者松拳,打开调节器。② 待药液滴入顺畅后,用输液固定贴膜固定针头,遮盖穿刺部位,以防感染。

(6) 调节滴速:根据患者年龄、病情及药液的性质调节输液滴数,一般成人 40~60 gtt/min,儿童 20~40 gtt/min。

(7) 操作后处理:① 再次查对药液。② 安置患者于舒适卧位。③ 用物分类处理。④ 洗手,记录操作结果。

(8) 更换液体:需更换液体时,常规消毒瓶塞,先将第一瓶的通气管拔出,插入第二瓶液体内,再将第一瓶中输液管拔出,再插入第二瓶液体内,待输液畅通并确认输液管中无气泡后,方可离开。

(9) 输液完毕后处理:① 输液毕,关闭输液器,轻揭固定贴膜,用干棉签轻压穿刺点上方,快速拔针,针眼上方局部按压 1~2 min(至无出血为止)。② 帮助患者适当活动输液肢体,并协助取舒适卧位。③ 用物分类处置、洗手、记录操作结果。

3. 注意事项

(1) 严格遵守查对制度及无菌操作原则。

(2) 确保输液管道内无气泡,合理控制输液滴速。

(3) 加压输液时,应有专人看护以防空气输入导致空气栓塞。

(4) 输入刺激性药物或某些特殊药物,如抗生素,需先输入生理盐水。

(5) 输液期间注意观察,预防与处理输液反应。

(二)静脉留置针输液

静脉留置针(venous retention needles)又称套管针,可用于静脉输液、输血、动脉及静脉抽血等。由于具有静脉穿刺后套管可以在血管内留置数日的特点,目前留置针已成为临床静脉输液的重要工具。

1. 操作前准备

(1) 备物:静脉留置针,无菌手套,输液固定贴膜,肝素溶液(适量)。

(2) 其他准备同周围静脉输液术。

2. 操作步骤

(1) 携用物至患者病床旁,核对床号(住院号)、姓名,必要时通过腕带核查信息。协助患者取舒适卧位,选择穿刺静脉,避开关节处静脉和静脉瓣,以便置管。

(2) 检查并打开静脉留置针包装。在穿刺点上方 10 cm 处扎止血带(扎止血带时间不宜超过 2 min),常规消毒穿刺部位皮肤,消毒面积 8 cm×8 cm,待干。嘱患者握拳。

(3) 戴无菌手套,取出静脉留置

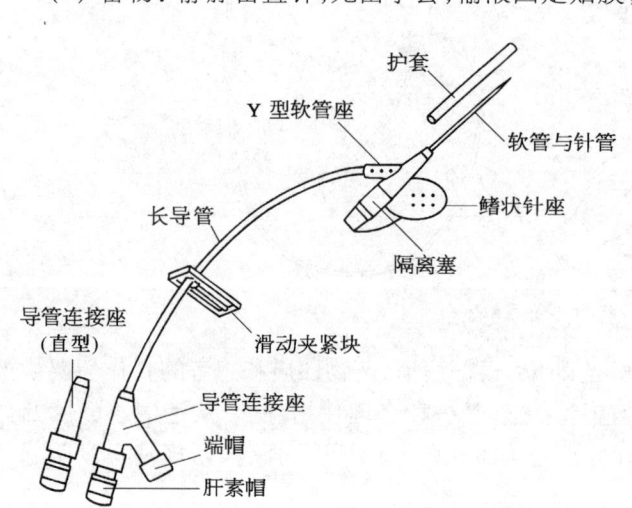

图 3-2 静脉留置针

针,将头皮针直接插入留置针的肝素帽内,排尽套管针内空气。一手固定导管座,一手垂直向上轻轻除去护针帽。左右转动针芯。

(4) 左手绷紧皮肤,在消毒范围 1/3~1/2 处,使针尖斜面向上与皮肤呈 15°~30°直刺静脉,进针速度慢,见回血后在降低角度 5°~10°再进针 0.2 cm。

(5) 将针芯后撤 0.2~0.3 cm,右手持针座及白色针翼,将导管与针芯一起全部送入血管。

(6) 松止血带,打开调节器,嘱患者松拳。

(7) 撤出针芯。左手固定针座,右手撤出针芯。

(8) 固定。以穿刺点为中心用输液固定贴膜固定留置针,延长管 U 型固定。肝素帽要高于导管尖端,且与血管平行。输液固定贴膜要将隔离塞完全覆盖,Y 型接口朝外。

(9) 注明置管日期、时间的胶布固定留置针管。脱下手套,调节滴速,再次查对。协助患者取舒适卧位,清理用物,洗手,记录操作结果。

(10) 暂停输液时,用 5~10 ml 肝素盐水正压封管。

(11) 再次输液时,常规消毒肝素帽的橡胶塞,先推注 5~10 ml 生理盐水冲管,再将静脉输液针插入肝素帽内,进行输液。

(12) 停止输液:撕下小胶布,揭开输液固定贴膜,将无菌棉签,置于穿刺点前方,迅速拔出套管针,按压穿刺点。

(13) 操作后处置:① 协助患者取舒适卧位。② 用物分类处理。③ 洗手,记录操作结果。

3. 注意事项

(1) 静脉留置针使用时间可参照使用说明。

(2) 更换固定贴膜后,也要记录当时穿刺日期。

(3) 在使用留置针的过程中,应经常巡视穿刺部位及静脉走向有无红、肿,发现异常及时拔除导管,及时处理。

(三) 外周导入中心静脉导管

外周导入中心静脉置管(peripherally inserted central catheters,PICC)是由外周静脉(贵要静脉、肘正中静脉、头静脉)穿刺插管,其顶端定位于上腔或锁骨下静脉的置管术。由于 PICC 导管头部位于中心静脉,血流量大,能迅速降低液体渗透压及药物浓度,从而避免了化疗药物对外周血管的破坏和局部组织的刺激及化疗药物外渗引起的化学性静脉炎和组织坏死。同时 PICC 减少了患者反复穿刺的痛苦,有效地提高了输液质量及工作效率,也避免了许多临床输液隐患。目前逐步用于化疗、稳定状态输液、胃肠外营养等,与传统深静脉穿刺技术比较,具有操作创伤小,插管快捷,保留时间长,并发症少等特点。

1. 操作前准备

(1) 无菌物品:无菌生理盐水,20 ml 注射器 3 支,无菌手套 2 副,PICC 穿刺包(必须包括治疗巾 2 块、孔巾 1 块、止血钳或镊子 2 把、大棉球 6 个、治疗碗 2 个、剪刀 1 把、纱布),PICC 导管,10 cm×12 cm 透明敷料贴膜,无菌胶布(可以使用无菌输液贴)。

(2) 其他必需品:皮尺,止血带,治疗盘,抗过敏胶布,2% 利多卡因 1 支,1 ml 注射器 1 支,肝素钠 1 支,弹力绷带。

(3) 其他准备同周围静脉输液术。

2. 操作步骤

(1) 携用物至患者病床旁,核对患者床号、姓名,检查核对所用药液。

(2) 测量定位：选择血管，首先右侧贵要静脉。患者平卧，上臂外展与躯干呈90°。从穿刺点沿静脉走向到右胸锁关节内缘再向下至第三肋间隙。

(3) 穿刺点消毒：① 建立无菌区，打开所有无菌物品，将1块无菌治疗巾垫在患者手臂下。② 以穿刺点为中心消毒，先用75%乙醇3遍（第一遍顺时针，第二遍逆时针，第三遍顺时针），再用碘伏3遍（方法同75%乙醇，可略小于乙醇消毒范围），上下直径20 cm，两侧至臂缘。

(4) 无菌物品准备：① 戴无菌手套，用无菌盐水冲洗手套上滑石粉，无菌纱布擦干。② 将注射器、PICC导管、肝素帽、生理盐水、透明敷料、输液贴等无菌用品准备于无菌巾区域内。

(5) 暴露穿刺点铺孔巾，并根据需要铺治疗巾保证无菌区足够大。预冲导管，连接器、肝素帽和穿刺针。

(6) 扎止血带：让助手在消毒区外扎止血带，使静脉充盈。可根据需要，先以2%利多卡因0.1～0.2 ml皮内注射，行静脉穿刺点局部麻醉。

(7) 静脉穿刺：穿刺者一手固定皮肤，另一手以15°～30°，进针1～2 mm，保持钢针针芯位置，单独向前推进外插管鞘，避免由于推进钢针造成血管壁损伤。

(8) 撤出穿刺针针芯：松止血带，一手拇指固定插管鞘，示指或中指按压插管鞘末端处静脉，防止出血，另一手撤出针芯。

(9) 置入PICC：固定好插管鞘，将PICC导管自插管鞘处插入并缓慢、匀速地推进。当PICC至腋静脉时，嘱患者向静脉穿刺侧转头并低头以防止导管误入颈静脉。

(10) 撤出插管鞘：① PICC插至预定长度后，在鞘的末端处压迫止血并固定导管，然后撤出插管鞘。② 将导管与导丝的金属柄分离，轻压穿刺点上以保持导管的位置，缓慢将导丝撤出。

(11) 修剪导管长度，保留体外5 cm导管以便于安装连接器，以无菌剪刀剪断导管，注意不要剪出斜面或毛碴。

(12) 安装连接器，先将减压套筒套到导管上，再将导管连接到连接器翼形部分的金属柄上，注意一定要推进到底，导管不能起褶，将翼形部分的倒钩和减压套筒上的沟槽对齐，锁定两部分。

(13) 抽回血和冲管，用注射器抽吸回血，然后用生理盐水20 ml脉冲式冲管、正压封管，安装肝素帽。

(14) 安装固定翼，清理干净穿刺点周围血迹，将导管出皮肤处逆血管方向盘绕成流畅的"S"弯，取出白色固定翼，捏住白色固定翼的两翼型部分使其自然张开将白色固定翼加在距穿刺点1 cm的导管上，并用无菌胶布加以固定。

(15) 导管固定，先用无菌胶布固定PICC导管的连接器，穿刺点置纱布，透明贴膜加压粘贴。透明贴膜覆盖到连接器的翼形部分的一半，然后以抗过敏胶布交叉固定连接器和肝素帽。

(16) 确定位置，X线检查确定导管尖端位置。

(17) 输液时，将输液器针头连接肝素帽即可进行输液。

3. 注意事项

(1) 严禁使用小于10 ml的注射器冲管。

(2) PICC导管不能用于高压注射泵推注造影剂。

(3) 为 PICC 置管患者进行操作时,应严格按照无菌操作技术原则执行。

(4) 尽量避免在置管侧肢体测量血压。

(四) 深静脉穿刺置管输液术

深静脉穿刺置管输液术适用于:① 需长时间输液而外周静脉不易穿刺的患者。② 长时间静脉内滴注高浓度或刺激性强的药物。③ 需静脉输入高营养溶液的患者。④ 癌症进行化疗的患者。⑤ 周围循环衰竭而需测中心静脉压的危重患者。

1. 锁骨下静脉穿刺置管术(subclavian vein intubation)

(1) 用物准备:无菌手套,碘消毒剂,5 ml 注射器,2%利多卡因,生理盐水,无菌敷贴深静脉穿刺包(中心静脉导管、扩张器、导丝、穿刺针、助推器、手术刀、无菌巾、洞巾)。

(2) 其他准备同周围静脉输液术。

(3) 患者体位:尽可能取头低 15°的仰卧位,头转向穿刺对侧,使筋脉充盈,减少空气栓塞发生的机会。重度心力衰竭等患者不能取平卧位时,可取半卧位穿刺。

(4) 穿刺点定位:可经锁骨下或锁骨上两种进路穿刺。① 锁骨下进路。取锁骨中、内1/3交界处,锁骨下方约 1 cm 为穿刺点,针尖向内,由同侧胸锁关节后上缘进针,如未刺入静脉,可退针至皮下,针尖改指向甲状软骨下缘进针,也可取锁骨中点、锁骨下方 1 cm 处,针尖指向颈静脉切迹进针。针身与胸壁成 15°~30°,一般刺入 2~4 cm 可入静脉。此点便于操作,临床曾最早应用,但如进针过深易引起气胸,故目前除心肺复苏时临时给药外,已较少采用。② 锁骨上进路。取胸锁乳突肌锁骨头外测缘、锁骨上方约 1 cm 处为穿刺点,针身与时矢状面及锁骨各成 45°,在冠状面呈水平或向前略偏呈 15°,指向胸锁关节进针,一般进针 1.5~2 cm 可进入静脉。此路指向锁骨下静脉与颈内静脉交界处,穿刺目标范围大,成功率常较颈内静脉穿刺为高,且安全性好,可避免胸膜损伤或刺破锁骨下动脉(图 3-3)。

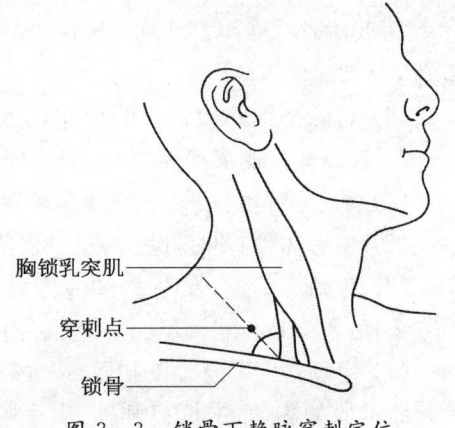

图 3-3 锁骨下静脉穿刺定位

(5) 穿刺:检查中心静脉导管是否完好,用生理盐水冲洗,排气备用。常规消毒皮肤,铺洞巾。1%普鲁卡因 2~4 ml 局部浸润麻醉。取抽吸有生理盐水 3 ml 的注射器,连接穿刺针按上述穿刺部位及方向进针,入皮后应推注少量盐水,将可能堵塞于针内的皮屑推出,然后边缓慢进针边抽吸,至有落空感并抽出暗红色血液,示已入静脉。

(6) 置管:取腔内充满生理盐水的静脉导管自针尾孔插入。注意动作轻柔,入遇阻力应找原因,不可用力强插,防损伤甚至穿通血管。导管插入后回血应通畅,一般插入深度不超过12~15 cm,达所需深度后拔除穿刺针,拔除穿刺针,穿刺口皮肤缝针以固定导管,再用无菌敷贴固定。连接备用液体。

(7) 其后操作步骤同周围静脉输液术。

(8) 输液完毕,用肝素液或 0.9%生理盐水 1~2 ml 正压封管。

(9) 再次输液时消毒肝素帽,接上输液装置即可。

2. 颈内静脉穿刺置管术(internal carotid vein intubation)

(1) 术前准备同锁骨下静脉穿刺置管术。

(2) 患者体位：取头低15°～30°的仰卧位，头转向穿刺对侧。

(3) 穿刺点定位：一般选择右侧颈内静脉。依照穿刺点与胸锁乳突肌的关系分三种进路。① 中路：由胸锁乳突肌的锁骨头、胸骨头和锁骨组成的三角形称胸锁乳突肌三角，在其顶端处(距锁骨上缘2～3横指)进针，针身与皮面(冠状面)呈30°，与中线平行，指向尾端。② 前路：在胸锁乳突肌前缘中点(距中线约3 cm)，术者用左手示、中指向内推开颈总动脉后进针，针身与皮面呈30°～50°，针尖指向锁骨中、内1/3交界处或同测乳头。③ 后路：在胸锁乳突肌外缘中、下1/3交界处进针，针身水平位，在胸锁乳突肌深部向胸骨柄上窝方向穿刺。针尖勿向内侧过深刺入，以防损伤颈总动脉(图3-4)。

(4) 穿刺：常规消毒皮肤，铺洞巾。局部浸润麻醉。按上述相应进针方向及角度试穿，进针过程中持续轻回抽注射器，至见回血后，记住方向、角度及进针深度后拔针。

(5) 置管：进针点皮肤用尖刀切一小口，必要时用扩张管扩张，在导引钢丝引导下插入中心静脉导管，取出导引钢丝，缝合2针固定导管，无菌敷贴固定，连接备用液体。

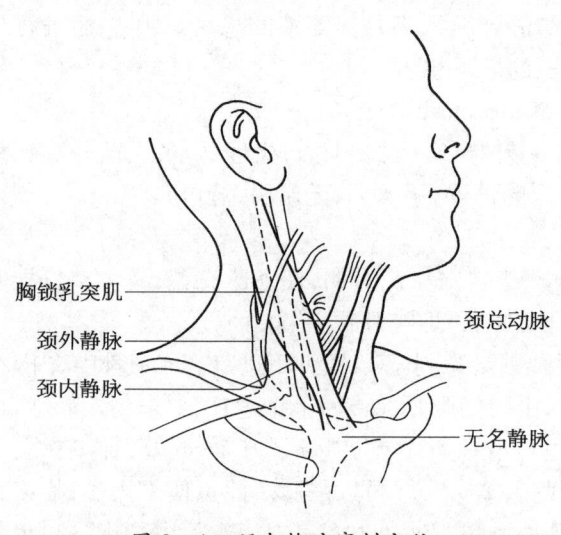

图3-4 颈内静脉穿刺定位

(6) 其后操作同锁骨下静脉穿刺置管术。

3. **股静脉穿刺置管术**(femoral vein intubation)

(1) 术前准备同锁骨下静脉穿刺置管术。

(2) 患者体位：取仰卧位，穿刺侧的大腿放平，稍外旋、外展。

(3) 穿刺点定位：先摸到腹股沟韧带和股动脉搏动处。在腹股沟韧带内、中1/3的交界处下方2指(约3 cm)处，股动脉搏动点内侧约1 cm处，定为穿刺点。

(4) 穿刺：常规消毒皮肤后，以左手示指扪及股动脉后，向内移1 cm左右，即以示指、中指分开压迫股静脉，右手持穿刺针，由穿刺点向上呈45°～60°斜刺或垂直穿刺，边进针边抽吸，如抽得血液表示已刺入股静脉内。如未抽到回血，可继续进针，直至针尖触及骨质，再边退针边抽吸。

(5) 抽得静脉回血后，示已入静脉。其后操作同锁骨下静脉穿刺置管术。

4. **深静脉置管输液的注意事项**

(1) 严格执行无菌操作，防止感染。

(2) 注意进针角度，防止盲目插入使导管在血管内打折或导管过硬刺破血管发生意外。

(3) 固定稳妥，防脱落。

(4) 安全封管，防止血液凝集，若已形成血栓，切忌将血栓推入血管。

(5) 疑似导管源性感染，应立即拔管，做导管头端培养。

静脉输液港

静脉输液港植入式静脉输液港（venous port access，VPA）是一种可植入皮下长期留置在体内的中心静脉输液装置（图3-5），导管尖端到达上腔静脉，可将各种药物直接输送到中心静脉。主要由供穿刺的注射座和静脉导管系统组成，用于输注各种药物、输液及营养支持治疗。VPA 优点有：① 置管成功后输液港植入皮下，缝合伤口，待伤口愈合后体外无任何遗留物，患者不输液时无需换药，只需每月冲洗导管一次，因此降低了局部渗血、血肿和感染的发生。② 一次植入，可保留较长时间，减少反复静脉穿刺的痛苦和难度，可将药物通过导管直接输送到中心静脉，防止刺激性药物对外周静脉的损伤。VPA 缺点有：选择锁骨下静脉置管，穿刺盲目性大，操作难度较大，因锁骨下静脉因人而异，置管深度易发生过短或过深，故一次穿刺成功率相对较低。

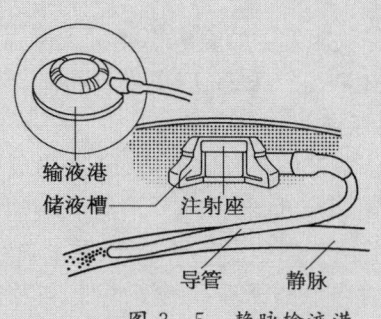

图3-5 静脉输液港

（摘自：马新娟，张艳华，郑卫红.PICC 与 VPA 在白血病患者中的应用比较.护士进修杂志，2008：23.）

三、输液过程管理

（一）输液滴速与输液时间计算

在输液过程中，点滴系数是指每毫升溶液的滴数。目前常用的输液器点滴系数有20、15、10三种型号。输液滴数和输液时间可按下列公式计算。

（1）已知液体总量与计划需输液时间，计算每分钟液体滴数。

$$每分钟滴数=\frac{液体总量\times 点滴系数}{输液时间(分钟)}$$

例如，患者需输入1 500 ml 液体，计划10 h 输完、所用输液器的点滴系数为20，计算每分钟液体滴数。

$$每分钟滴速=1\,500\times 20/10\times 60=50\,滴/min$$

（2）已知每分钟滴速与液体总量，计算输液时间。

$$输液时间(h)=\frac{输液总量(ml)\times 点滴系数}{每分钟滴数\times 60\,min}$$

例如，患者需输入1 500 ml 液体，每分钟滴速为50滴，输液器点滴系数为15，计算输液时间。

$$输液时间(h)=1\,500\times 15/50\times 60=7.5(h)$$

（二）常见输液故障及处理

1. 液体不滴

（1）针头滑出血管：液体注入皮下组织，导致局部胀肿并有疼痛。应另选血管重新穿刺。

(2) 针头斜面紧贴血管壁：液体不能顺利滴入血管内,应调整针头位置或适当变换肢体位置,直到点滴通畅为止。

(3) 静脉痉挛：表现滴液不畅,但静脉回血正常。可局部缓解痉挛。

(4) 压力过低：输液瓶位置过低或输液肢体抬举过高均会产生输液压力过低,影响输液速度,应适当调整。

(5) 针头阻塞：如滴液不畅又无回血抽出,一般考虑针头阻塞,此时切忌强行挤压输液导管或用液体冲击针头,而应更换针头重新穿刺。

2. 茂菲滴管液面过高

(1) 若滴管侧壁有调节孔,可夹住茂菲滴管上端的输液管,打开调节孔,待液面下降露出液滴时关闭调节孔,松开茂菲滴管上端输液导管。

(2) 若滴管侧壁没有调节孔,可将输液瓶取下,倾斜输液瓶,使插入瓶内的针头露出液面,待茂菲滴管内液面下降看到液滴时,再将输液瓶挂回输液架上,注意处理过程保持茂菲滴管内点滴持续和通畅。

3. 茂菲滴管液面过低

(1) 若滴管侧壁有调节孔,可夹住茂菲滴管下端的输液管,打开调节孔,待滴管内液面升至 1/2 滴管高度以上时,关闭调节孔,松开茂菲滴管下端输液导管。

(2) 若滴管侧壁没有调节孔,可先夹住滴管下端输液管,用手挤压茂菲输液管,待滴管内液面升至 1/2 滴管高度以上时,松开滴管下端输液导管。

4. 茂菲滴管内液面自行下降　如在输液过程中出现茂菲输液管内液面自行下降,应及时检查上端输液导管和茂菲管有无漏气或裂隙,必要时更换输液器。

(三) 常见输液反应及防治措施

1. 发热反应(febrile reaction)

(1) 原因：输入致热物质。多由于输液器具消毒灭菌不彻底、输注液或药物制备不纯、消毒保存不良,输注液配制和输液过程未能严格执行无菌操作所致。

(2) 症状：多发生于输液后数分钟至 1 h。患者表现为发冷、寒战、发热。轻者体温在 38℃左右,停止输液后数小时内可自行恢复正常；严重者初起寒战,继而发热,体温可达 40℃以上,并伴有头痛、恶心、呕吐、脉速等全身症状。

(3) 防治措施：① 输液前认真检查药液质量,输液器包装及灭菌日期、有效期,严格无菌技术操作。② 疑似患者,立即停止输液,保留剩余液体和输液器,送检验科做微生物培养,查找反应原因。③ 对高热患者,应给予物理降温,严密观察生命特征变化。必需时,可给与抗过敏药物或抗感染治疗。

2. 微循环负荷过重反应(circulatory overload reaction)

(1) 原因：① 输液速度过快,短时间输入过多液体,体循环的血容量急剧增加,心脏负荷过重。② 患者原有的心肺功能不全,尤多见于急性右心功能不全者。

(2) 症状：患者突然出现呼吸急促、胸闷、面色苍白出冷汗、心前区有压迫感或疼痛、咳嗽、咳粉红色泡沫样痰,严重时可从口、鼻腔涌出。听诊肺部布满慢性啰音,心率快且节律不齐。

(3) 防治措施：① 在输液过程中应严密观察患者情况,注意控制输液速度和输液量,尤其对老年、儿童和心肺功能不良患者更需谨慎。② 出现上述症状,立即停止输液,进行紧急处理。若情况允许应协助患者取端坐位,双腿下垂,以减少回心血量,减轻心脏负荷。同时,注意安慰患者以减轻其紧张心理。③ 给予高流量氧气吸入(一般氧流量为6~8 L/min),以提高肺泡内氧分压,增加氧的弥散,改善低氧血症。另外,湿化瓶内湿化溶液应改为20%~30%的乙醇溶液,以减低肺泡内泡沫表面张力,使泡沫破裂消散,从而改善肺部气体交换,减轻缺氧状态。④ 根据患者临床症状,给予镇静剂、平喘、强心、利尿和扩张血管药物,以舒张周围血管,加速液体排出,减少回心血量,减轻心脏负荷。⑤ 必要时可应用无创机械通气,控制和改善心衰症状。

3. 静脉炎(phlebitis)

(1) 原因:① 由于长期输注高浓度、刺激性较强的溶液,或在静脉内放置刺激性大的塑料管时间过长,引起局部静脉壁发生化学炎性反应。② 由于输液过程中未能严格执行无菌操作,导致局部静脉感染。

(2) 症状:沿静脉走向出现条索状红线,局部组织发红、肿胀、灼烧、疼痛,有时伴有畏寒、发热等全身症状。

(3) 防治措施:① 严格按照无菌操作要求完成输液过程,在输注对血管壁有刺激性的药物时,应充分稀释后再应用,并减慢滴速,防止药物渗出血管外。有计划地更换输液部位,以保护静脉。② 暂停在此部位输液,并将患肢抬高、制动。局部用50%硫酸镁溶液湿敷,每日2次,每次20 min。也可用中药(金黄散)局部外敷。③ 超短波理疗,每日1次,每次10~20 min。④ 如有局部感染,可给予抗生素治疗。

4. 空气栓塞(air embolism)

(1) 原因:① 输液导管内空气未排尽,导管连接不紧密。② 加压输液,输血时无人守护,液体输空时未能及时更换药液或拔针。③ 拔出较粗的、近胸腔的大静脉导管后,穿刺点封闭不严密。空气进入静脉可形成气栓,并随血液首先进入右心房,然后进入左心室,如空气量少,则随血流由右心室压入肺动脉并分散到肺小动脉内,最后经毛细血管吸收,对身体损害较小;若空气量大,空气进入右心室后易阻塞肺动脉入口,使血流不能进入肺动脉,继而阻碍肺内气体交换,导致机体因严重缺氧而死亡。

(2) 症状:患者感到异常不适,胸骨后疼痛,出现呼吸困难和严重发绀,有濒死感。听诊心前区,可闻及响的、持续的"水泡声",心电图呈现心肌缺血和急性肺源性心脏病的改变。

(3) 防治措施:① 输液前输液导管内空气必须排尽。认真检查输液器导管,严防导管漏气。② 在输液过程中加强巡视,及时更换输液瓶和添加药液。输液完毕时及时拔针。加压输液应该设专人看护。③ 拔出较粗、近胸腔的深静脉导管时,必须严密封闭穿刺点。④ 若出现空气栓塞症状,立即置患者于左侧头低足高卧位,该体位在吸气时可增加胸内压力,减少空气进入静脉。同时使肺动脉的位置处于右心室的下部,气泡会向上漂移到右心室,避开了肺动脉入口。由于心脏舒缩,空气可被震荡成泡沫,分批小量进入肺动脉内,逐渐被吸收。⑤ 给予高流量氧气吸入,提高血氧浓度,纠正严重的缺氧状态。⑥ 有条件的患者可使用中心静脉导管抽出空气。⑦ 严密观察患者病情变化,及时处理异常情况。

(四) 输液微粒污染与防护

输液微粒(infusion particles)是指输入液体中的非代谢性颗粒杂质,其直径一般为1~15 μm,少数可达50~300 μm。微粒主要组成物:玻璃屑、橡胶屑、碳酸钙、氧化锌、炭粒、粉尘、细菌等。输液微粒污染是指在输液过程中,将输液微粒带入人体,对人体造成严重危害的过程。

1. 输液微粒来源

(1) 制药过程工艺不完善,水、空气、原材料被污染使异物与微粒混入药品。

(2) 盛装药液的容器不洁净或容器内壁和橡胶塞受药液浸泡时间过久,腐蚀剥脱形成微粒。

(3) 输液器、注射器消毒未达到标准要求。

(4) 输注液准备过程中污染。如在切割安瓿,开启瓶塞前未除尘除屑,反复穿刺液体瓶橡胶塞导致橡胶碎裂,输液环节不洁净。

2. 输液微粒污染的危害

(1) 直接阻塞血管,引起局部供血不足,组织缺血、缺氧甚至坏死。

(2) 红细胞聚散在微粒上,形成血栓,导致血管栓塞和脉管炎。

(3) 微粒进入肺毛细血管,致使吞噬细胞增生、包裹微粒形成肺部肉芽肿。

(4) 微粒本身作为抗原,引发机体过敏反应或出现血小板减少症。

3. 预防输液微粒措施

(1) 制药生产过程:① 严格控制药品生产各个环节,改进制药车间生产条件。② 安装空气净化装置,防止空气中悬浮物对药品生产过程的污染。③ 规范生产线工作人员操作规程,杜绝人为造成的污染。④ 选用优质材料,采用先进工艺,提高产品检验技术确保药液质量。

(2) 输液操作过程:① 选用有终端过滤器密闭式一次性医用塑料输液器,可有效减少输液微粒的污染。② 严格检查输注溶液的质量,检查瓶盖有无松动,裂痕及有效期,检查输注液是否有变色、杂质以及透明度。检查液体时应以"Z"字形方式观察,切忌剧烈振荡溶液。有研究结果提示,震荡溶液能促进微粒形成。③ 保持操作环境的空气净化,应在超净工作台进行输注溶液的准备,有条件的医院应在病房内安装空气净化装置,以减少在输液过程的微生物污染机会。④ 正确割据安瓿,割据痕长应小于颈段 1/4 周,割据前后均应用 70% 乙醇擦拭颈段以减少玻璃屑对输注溶液的污染机会。切忌用镊子等物敲开安瓿。⑤ 抽取药液针头不宜过大,向液体瓶内加药次数与产生微粒几率成正比,因此正确抽取和加药也是预防微粒形成的措施之一。输入药液现配现用,避免污染。

附:输液泵

输液泵(infusion pump)是机械或电子的控制装置,通过作用于输液导管达到控制输液速度的目的。常用于需要严格控制输液速度和药量的情况,如在输注升压药物、抗心率失常药物以及婴幼儿的静脉输液和静脉麻醉时。

按输液泵的工作原理可分为活塞型注射泵和蠕动滚压型输液泵。后者又可分为容积控制型(ml/h)和滴速控制型(gtt/min)。

1. 活塞型注射泵特点　输注药液流速平稳、均衡、精确;其速度调节幅度为 0.1 ml/h。主要用于儿科、心血管疾病的治疗。也可用于需注入避光的半衰期短的药物。

2. 容积控制型输液泵特点　输注剂量较为准确,测定实际输入的液体量,不受溶液浓度、黏度及导管内径影响,其速度调节幅度为 1 ml/h,速率控制范围在 1~90 ml/h。实际使用中,只需选择输液总量和每小时的速率,输液泵便可自动按设定方式工作,并能自动进行各参数监控。

3. 滴速控制型输液泵特点　以控制输液滴速调节输注的液体量。输液泵能准确计算滴速,但由于液滴的大小受输注溶液黏度、导管内径的影响,故对输入液体量的计算不够精确。

第二节 静脉输血

静脉输血(blood transfusion)是将全血或成分血如血浆、红细胞、白细胞或血小板等通过静脉输入体内的方法。

输血在临床应用广泛,是急救和治疗疾病的重要措施之一。医护人员必须清楚输血前各个准备环节的具体要求,严格按照输血操作程序完成输血过程,熟悉输血常见的反应,以确保临床输血治疗更安全、更有效。

一、静脉输血概述

(一) 输血目的
(1) 补充血容量,增加有效循环血量,提高血压,以保证心输出量。
(2) 纠正贫血,补充红细胞、血红蛋白含量,提高红细胞携氧能力,改善组织器官的缺氧状况。
(3) 补充各种凝血因子,预防和治疗因凝血因子缺乏而导致的凝血功能异常。
(4) 补充抗体和补体,提高机体抗感染能力。
(5) 补充血浆蛋白,维持血浆胶体渗透压,减少组织渗出和水肿,保持有效循环血量。

(二) 输血适应证
1. **各种原因引起的大出血** 成人一次出血量<500 ml 时,机体可自我代偿,不需输血。若失血量>1 000 ml 时,应立即输入全血或成分血以补充有效循环血量,预防和治疗失血性休克。
2. **贫血或低蛋白血症** 输入浓缩红细胞、血浆、清蛋白以改善症状。
3. **严重感染** 输入新鲜血以补充抗体和补体。
4. **凝血功能障碍** 输入相关缺乏血液成分。

(三) 输血禁忌证
(1) 急性肺水肿、充血性心力衰竭、肺栓塞。
(2) 恶性高血压。
(3) 急性红细胞增多症、肾功能不全患者输血须慎重。

(四) 输血原则
(1) 输血前必须做血型鉴定和交叉配血试验。
(2) 输全血或输成分血,均应用同型血液输注。
(3) 患者需要再次输血时,必须重新做交叉配血试验,以排除机体已产生抗体的情况。

二、血液制品与作用

(一) 全血
全血是指采集血液未经人为任何改变而保存备用的血液。全血可分新鲜血和库存血两类。

1. **新鲜血** 指在4℃环境中保存1星期内的血液,它基本保留血液原有各种成分,多用于血液病患者。

2. **库存血** 库存血每袋200 ml,保存液50 ml,在4℃环境下可保存2~3星期,多用于各种原因所致的出血或手术患者。库存血中各种血液成分随保存时间的延长而发生变化,因为红细胞平均每天损坏率为1‰左右,白细胞存活期3~5 d。血小板易凝集破坏,24 h后逐渐减少,3 d后无治疗价值。同时,随着红、白细胞逐渐破坏,细胞内钾离子外溢,使血浆钾离子浓度升高。含保存液的血液pH为7.0~7.25,由于保存时间延长,葡萄糖分解,乳酸增高,pH逐渐下降,当库存血保存21 d时,pH约为6.8。因此,大量输用库存血时,应警惕高血钾症和酸中毒情况发生。

(二) 成分血

成分输血(blood component transfusion)是指根据血液成分比重不同,借助于血液分离技术,将新鲜血液快速分离成各种独立成分,按照患者的需要,输注所需血液成分,这种疗法又称"血液成分疗法"。成分输血特点:① 一血多用,节约血源。② 输入血成分针对性强。③ 减少输血反应。

1. **血浆** 全血经分离后所得到的液体部分,主要成分有血浆蛋白,不含血细胞,无凝集原。临床主要常用于补充血容量、蛋白质和凝血因子。血浆成分血主要有如下几类。

(1) 新鲜血浆:含所有凝血因子,适用于凝血因子缺乏的患者。

(2) 白蛋白制剂:适用于血容量及血浆蛋白较低的患者。

(3) 冰冻血浆:在-30℃的条件下保存,有效期1年,使用前需将其放在37℃温水中融化,并于6 h内输入。主要用于各种凝血因子缺乏症患者。

(4) 干燥血浆:冰冻血浆在真空装置下加以干燥剂制成干燥血浆,有效期5年,使用时必须用生理盐水溶解。

(5) 各种凝血制剂:凝血酶原复合物,抗血友病因子、浓缩Ⅶ、Ⅷ、Ⅺ因子。适用于各种凝血因子缺乏的患者。

2. **血细胞** 成分血中血细胞制品主要有红细胞、白细胞、血小板三类。

(1) 浓缩红细胞:是全血经离心沉淀去除血浆后剩余部分,因仍含有少量血浆,故可直接输入,也可加生理盐水制配成红细胞悬液备用,适用于急性失血、贫血和心肺功能不全。

(2) 洗涤红细胞:红细胞经生理盐水洗涤3次以后,再加入适量生理盐水,此制品含抗体物质少,适用于免疫性溶血性贫血或肾功能不全患者。

(3) 冰冻红细胞:每个血单位(200 ml)中含红细胞170~180 ml,不含血浆。在-65℃含甘油媒介中保存3年,适应证同洗涤红细胞。

(4) 白细胞浓度悬液:是新鲜全血离心后取其白膜层制备而成,在4℃保存。48 h有效,适用于粒细胞缺乏伴严重感染的患者,一般以25 ml为1个血单位。

(5) 血小板浓缩悬液:全血离心后制成,22℃保存24 h有效。主要适用于血小板减少或凝血功能障碍的出血患者。

三、血型交叉配血试验

(一) 血型

血型(blood types)是指红细胞表面特异性抗原的类型。由于此类抗原能促进红细胞凝集,又称为凝集原。依据红细胞表面所存在的凝集原可将人的血型区分为若干类型。

1. **ABO血型** ABO血型是根据红细胞膜上是否存在A凝集原和B凝集原将血液分为四型(表3-1)。A型血的红细胞含有A凝集原,B型血的红细胞含有B凝集原,AB型血同时含A、B凝集原,O型血的红细胞不含A、B凝集原。各种血型的血清中含有不同抗体,这种抗体通常称为凝集素。A型血的血清中含有抗B凝集素,B型血的血清中含有抗A凝集素,O型血的血清中含抗A和抗B凝集素,AB型血的血清中不含抗A和抗B凝集素。所以,在输血前献血者与受血者的血型必须进行交叉配血实验,以防发生抗原—抗体反应,导致红细胞破坏或溶解。

表3-1 ABO血型系统

血 型	红细胞抗原(凝集原)	血清中抗体(凝集素)
A	A	抗B
B	B	抗A
AB	A和B	—
O	—	抗A和抗B

2. **RH血型** 人类红细胞除含有A、B抗原外,还有C、c、D、d、E、e六种抗原。因D抗原的抗原性最强,故临床意义最为重要。凡红细胞含有D抗原者,称Rh阳性,临床一般用抗D血清来鉴定Rh血型。若受检者红细胞被抗D血清凝集,则受检者为Rh阳性,反之为Rh阴性。中国人99%为Rh阳性。由于Rh阴性者血中不含D抗原,当Rh阳性血输给Rh阴性者时,会在Rh阴性者体内产生抗Rh因子的抗体,当Rh阴性者再次接受Rh阳性者输血时,即可发生抗原—抗体反应,使输入的红细胞被破坏或溶解。孕妇红细胞是否含有Rh因子尤为重要,因为母婴之间的Rh因子不符合会导致婴儿患溶血性疾病。若Rh阴性的母亲分娩出Rh阳性的婴儿,在分娩后72h内,必须注射抗Rh的γ球蛋白,中和进入母体内的D抗原,避免Rh阴性的母亲致敏而产生永久的活动性免疫反应。

(二) 交叉配血试验

交叉配血试验(cross-matching test)是检验受血者与献血者之间有无不相合抗体。为保证输血安全,输血前除了做血型鉴定外,还必须做交叉配血试验。即使是在同型血的供受血者之间也不例外,交叉配血试验包括直接交叉配血试验和间接交叉配血试验。

1. **直接交叉配血试验** 用受血者血清与供血者红细胞进行配合试验,检查受血者血清中有无破坏供血者红细胞的抗体。

2. **间接交叉配血试验** 用供血者血清与受血者红细胞进行配合试验,检查供血者血清中有无破坏受血者红细胞的抗体。

3. **结果判定** 直接交叉配血试验和间接交叉配血试验均没有发生凝集反应,即交叉配血阴性,为配血相合,可以进行输血(表3-2),否则,为交叉配血阳性,不能输血。

表3-2 交叉配血试验

	直接交叉配血试验	间接交叉配血试验
血清	受血者	供血者
红细胞悬液	供血者	受血者

四、自体输血

自体输血(autologous transfusion)是指采集患者体内血液或手术中收集自体失血,经过洗涤、加工,再回输给患者的方法,即回输自体血,自体输血是最安全的输血方法。

(一) 自体输血的优点
(1) 无需做血型鉴定和交叉配血试验,不会产生免疫反应。
(2) 避免血源性疾病的传播。
(3) 节约血源。

(二) 自体输血的禁忌证
(1) 严重心脏病,阻塞性肺部疾病,肝肾功能不全,贫血者。
(2) 凝血因子缺乏。
(3) 胸腹腔开放性损伤达 4 h 以上者。
(4) 血液受胃肠内容物、消化液或尿液污染。
(5) 血液可疑被肿瘤细胞污染。
(6) 脓毒血症和菌血症患者。

(三) 自体输血的方法
1. **预存式自体输血** 指术前抽取患者血液,在血库低温下保存,待手术时再回输给患者。适用于择期手术,且估计术中出血量较大的患者,一般在术前 1 个月开始采集自体血,采集次数与血量可依据患者手术输血量以及患者自身情况而定,并在术前 3 个月停止,以利于机体应对因采血引起的失血,促使血浆自动恢复到正常水平。在采集自体血期间,注意补充铁剂和给予营养支持。

2. **稀释式自体输血** 指手术日手术开始前从患者一侧静脉采血,同时从另一侧静脉输入等量晶体式胶体溶液。使患者的血容量保持不变,同时降低了循环血中红细胞比容,使血液处于稀释状态,减少术中红细胞的损失。采血量取决于患者状况和术中可能失血量,一般采血量为 800~1 000 ml,采血速度约为 200 ml/5 min,所采的自体血可在手术或术后回输给患者。

3. **回收式自体输血** 指将收集到的创伤后体腔内积血或手术过程中的失血,经过过滤后再回输给患者。适用于外伤性脾破裂、异位妊娠、输卵管破裂等造成的腹腔内出血,大血管、心内直视手术及门脉高压症手术时失血患者。回收式自体输血,应注意被回收血液无感染、无凝血等异常情况。一般自体血回输总量应限制在 3 500 ml 以内,同时注意补充新鲜血和血小板。目前创伤手术中失血回输多采用血液回收机收集失血,经自动处理后去除血浆和有害物质,制备成浓缩红细胞回输给患者。

五、 静脉输血法

(一) 操作前准备
1. **患者准备**
(1) 对输血操作准备:清楚静脉输血目的、方法、注意事项与配合要求;排空大小便,取舒适卧位。
(2) 生理准备:测生命体征并记录,完成血型鉴定和交叉配血试验,穿刺部位皮肤无破损,穿刺血管符合输血要求。患者要完成输血前有关血液传播疾病的检测,如艾滋病、乙肝等。
(3) 心理准备:愿意接受输血操作,无明显恐惧和焦虑症状,在知情同意书上签字。

2. **用物准备** 静脉注射用物,一次性输血器,0.9%生理盐水,治疗盘(内铺无菌巾),输液固定贴膜,输液架,血液及血制品。

3. **血液及血制品准备**

(1) 备血:认真填写输血申请单和配血单,应由两人在床边核查,然后抽取患者血标本2 ml,连同两单一并送血库,做血型鉴定与交叉配血试验。

(2) 取血:根据输血医嘱,凭提血单到血库取血,并和血库工作人员共同完成对血制品的三查十对工作。三查:血液有效期、血液质量、血液制品外包装是否完好。血液质量应注意检查:① 血袋完整无破损和裂缝。② 库存血分层清晰,正常库存血应分为两层,上层为淡黄色的血浆,下层为暗红色的红细胞,两层分界清楚。③ 血液无变色,浑浊,无血凝块,气泡和其他异常物质。十对:核对床号、姓名、性别、年龄、住院号、血袋号、血型、交叉配血试验结果、血制品种类和血剂量。

(3) 取血后注意:血液取出后,勿剧烈震荡,以免红细胞大量破坏造成溶血。如为库存血,应在室温下放置 15~20 min 后再输入,切忌加温,以免血浆蛋白凝固变性而引起输血反应。

(4) 核对:输血前需两人 2 次进行核对(一人执行签名、一人核对签名),确定无误并检查血液无异常后方可输血。

4. **环境准备** 环境整洁,安静,关闭门窗。

5. **操作者准备** 服装整洁,洗手,戴口罩。

(二) 操作步骤

(1) 检查与核对:将用物携至患者床旁,与另一个操作者一起再次检查与核对,确认无误方可准备输血。

(2) 建立静脉通路:按周围静脉输液操作的要求建立静脉通路,穿刺成功后,先输入少量生理盐水。

(3) 匀摇血液:以手腕旋转动作将血袋内血液轻轻摇匀,避免剧烈震荡。

(4) 连接血袋:必要时戴手套,打开血袋封口,常规消毒开口处胶管,将输血器针头插入胶管,并将血袋挂于输液架上。

(5) 调节滴速:打开输血导管调节器,开始输血速度宜慢,不要超过 20 d/min,观察患者情况 15 min,若无不良反应,根据病情调节滴速,成人 40~60 d/min,儿童酌减,年老体弱、严重贫血、心衰患者应谨慎,速度宜慢。

(6) 操作后处理:① 协助患者取舒适卧位,向患者及家属说明有关注意问题,将呼叫器移至患者易取处,并告知患者如有不适及时通知医护人员,整理床单位。② 用物分类处置。③ 洗手,记录操作结果。

(7) 观察:密切巡视与持续观察患者对输血的反应,尤其在输血开始 20 h 以内。

(8) 输血完毕,继续滴入少量生理盐水,直至输血器内的血液全部输入体内再拔针。空血袋要求送血库保存。

(9) 安置患者,用物清理,洗手,记录。

(三) 注意事项

(1) 严格遵守查对制度,血型不符不能输血。

(2) 遵守无菌操作原则,特别注意血制品不被污染。

(3) 血制品避免剧烈震荡,静脉给药不允许加入血制品中。
(4) 密切观察输血结果,预防与处理输血反应。

六、输血反应与防治措施

(一) 发热反应

发热反应是输血中最常见的反应,发生率为 2%～10%,多见于输血开始后 15 min～2 h 内。

1. 原因　① 致热源:血液、保养液、血袋或输血器被致热源污染。② 细菌:输血过程中没有严格按照无菌技术操作要求,造成细菌污染。③ 免疫反应,多次输血时,受体血液中白细胞和血小板抗体与供血者的白细胞和血小板发生免疫反应。

2. 症状　患者出现畏寒或突发寒战,高热(体温达 38～41℃)伴有皮肤潮红、头痛、恶心、呕吐和肌肉酸痛等,轻者持续 1～2 h 可缓解,体温逐渐降至正常。

3. 防治措施
(1) 预防:严格管理血库保养液和输血用具,有效防止热源,严格执行无菌技术操作。
(2) 处理:① 一旦患者出现发热反应停止输血,密切观察患者生命体征,给予对症处理。② 必要时给予解热镇痛药物和抗过敏药物。③ 将输血器具、剩余血及血袋一并送检。

(二) 过敏反应

输血过敏反应可以发生在输血过程的任何阶段,以早期多见,发生率为 3%。

1. 原因　① 患者为过敏体质,输入血液中异体蛋白质与患者体内蛋白质结合形成完全抗原而致敏。② 输入血中含致敏物质。③ 患者多次接受输血后,血浆中产生过敏抗体,当再次输血时,抗原抗体相互作用发生过敏反应。④ 供血者血液中变态反应性抗体输入患者体内,与患者体内相应抗原接触也会导致过敏反应。

2. 症状　① 轻度反应:出现皮肤瘙痒,荨麻疹,轻度血管神经性水肿,多见于颜面部,如眼睑水肿、口唇水肿。② 中度反应:可发生喉头水肿而致呼吸困难,支气管痉挛,胸痛,肺部听诊哮鸣音。③ 重度反应:出现过敏性休克症状。

3. 防治措施
(1) 预防:① 正确管理血液和血制品。选用无过敏史的供血者。② 供血者在采血前禁食。③ 输血前给予抗过敏药物如异丙嗪以预防过敏反应。
(2) 处理:① 一旦出现过敏反应停止输血。② 保持静脉通路,输入无菌生理盐水。③ 给予抗过敏药物和激素来治疗。④ 监测生命体征。⑤ 呼吸困难者予以吸氧,严重喉头水肿者可行气管切开术,以保持呼吸道通畅。⑥ 如出现过敏性休克症状,立即抗休克治疗,必要时进行心肺复苏。

(三) 溶血反应

溶血反应(hemolytic reaction)是受血者或供血者的红细胞发生异常破坏或溶解引起的一系列临床症状,是最严重的输血反应,可分为血管内溶血和血管外溶血。

1. 血管内溶血
(1) 原因:① 输入异型血。反应发生快速,一般输血 10～5 ml 即可出现状态。② 输入变质血。输入血的红细胞已被破坏溶解,如血液贮存过久,保存温度过高,血液被剧烈振荡,血液受细菌污染等。③ 血液中加入高渗或低渗性溶液和影响 pH 值的药物,使红细胞大量破坏。

(2) 症状：共分三期。

一期：受血者血浆中凝集素和输入血中红细胞的凝集原发生凝集反应，使红细胞凝集成团，阻塞部分小血管。患者出现头部胀痛、四肢麻木、腰背部剧烈疼痛和胸闷等。

二期：凝集的红细胞发生溶解，大量血红蛋白释放入血浆。出现血红蛋白尿、黄疸、寒战、发热、呼吸困难、发绀和血压下降等。

三期：大量血红蛋白从血浆进入肾小管，遇酸性物质变成结晶体，阻塞肾小管；同时，由于抗原、抗体的相互作用，引起肾小管内皮缺血、坏死，进一步加重肾小管阻塞，导致少尿或无尿、急性肾功能衰竭或死亡。

(3) 防治措施

1) 预防：为预防溶血反应，从血液标本采集开始到血液成分的输入，都应仔细确认身份，并确保血型和交叉配血试验结果相容。

2) 处理：① 立即停止输血；保留剩余血和患者输血前后的血标本送化验室进行检验，以查明溶血原因。② 维持静脉输液通道，给予升压药和其他药物治疗。③ 碱化尿液：静脉注射碳酸氢钠，增加血红蛋白在尿液中的溶解度，减少沉淀，避免阻塞肾小管。④ 双侧腰部封闭，并用热水袋热敷双侧肾区，解除肾血管痉挛。⑤ 严密观察生命体征和尿量，对尿少、尿闭者按急性肾功能衰竭处理。⑥ 若出现休克，根据医嘱进行抗休克治疗。

2. **血管外溶血反应** 多由 Rh 因子所致溶血。ABO 血型同型，但因 Rh 因子系统内的抗体抗 D、抗 C 和抗 E 不同所致。临床所见 Rh 系统血型反应中，绝大多数是由 D 抗原与其相应的抗体所致，释放出游离血红蛋白转化为胆红素，在肝脏迅速被分解，通过消化道排出体外。血管外溶血一般在输血后 1 星期或更长时间出现，体征较轻，有轻度发热伴乏力、血胆红素升高。此类患者查明原因，确诊后尽量避免再次输血。

(四) 与大量输血有关的反应

1. **循环负荷过重**

(1) 原因：快速大量输血可引起循环负荷过重。

(2) 症状：患者表现为咳嗽、呼吸困难、头痛、颈静脉怒张、肺充血，听诊肺部湿啰音，心动过速。

(3) 防治措施：为预防循环负荷过重，应根据患者临床状况调整输血量和滴速。一旦发生，应进行以下处理：① 减慢输血速度或停止输血。② 监测生命体征。③ 双下肢下垂。④ 根据医嘱给予吸氧、利尿剂和镇静剂等药物。

2. **出血倾向**

(1) 原因：① 库血中的血小板、凝血因子破坏较多；② 输入过多枸橼酸钠，引起凝血障碍。

(2) 症状：患者表现为伤口渗血、皮肤出血、牙龈出血、静脉穿刺点出血。严重者出现血尿。

(3) 防治措施：① 密切观察患者有无出血现象。② 在输入几个单位库存血时，应间隔输入一个单位的新鲜血液。③ 根据凝血因子缺乏情况补充有关血液成分。

3. **枸橼酸钠中毒反应**

(1) 原因：大量输血可造成枸橼酸钠积聚，与血中游离钙结合，降低血钙。

(2) 症状：患者出现手足抽搐，血压下降，心率缓慢，心电图 Q-T 间期延长，心室纤维颤动,甚至发生心脏骤停。血浆酸碱失衡,pH 低于 7.35。

(3) 防治措施:在输入库存血 1 000 ml 时,须静脉注射 10%葡萄糖酸钙 10 ml,预防发生低血钙。

4. **其他**　如空气栓塞,细菌污染反应,体温过低以及输血传染的疾病(病毒性肝炎、疟疾、艾滋病)等。严格把控采血、贮血和输血操作的各个环节,是预防上述输血反应的关键。

(李丽萍)

思 考 题

1. 王某,女,65 岁,退休干部。3 天前因慢性肺原性心脏病发作入院治疗,近日患者纳食差、精神软、进水进食少。故行静脉输液治疗,全日输液总量 2 500 ml,选用输液器的点滴系数为 15。当输液治疗至一半时,患者感到胸闷不适、面色苍白出冷汗。请问:
(1) 该患者适合的每分钟输液滴速和输液持续时间?
(2) 导致该患者目前症状的可能原因?
(3) 应采取哪些预防和处理措施?

2. 张某,男,31 岁,建筑工人。在高空作业中不慎坠落而急诊入院。查体:血压 70/45 mmhg,心率 120 次/min,脉搏细软,表情淡漠,出冷汗,躁动不安。该患者的抢救方案之一静脉输血 200 ml。请问:
(1) 输血前有哪些准备?其中最重要的环节是什么?
(2) 为确保输血的安全性有哪些措施可行?
(3) 如果患者在输血中出现颜面部风疹块和水肿,其可能原因和处理原则?

3. 丁某,女,35 岁,大学教师。孕 2 产 2,四年前自然分娩一男婴,出生后 3 个月因病死亡。2009 年 7 月 15 日 14 时 30 分经产道分娩一活女婴,Apgar 评分 10 分,15 时胎盘娩出,查有残缺,17 时产妇阴道出血量增多,约 1 000 ml,产妇面色苍白,神情不安。主诉心慌,口渴。测 Bp 90/50 mmHg、P 110 次/min,需立即输血。请问:
(1) 该产妇适合选何种类型的血制品输血?为什么?
(2) 输血前有哪些准备?
(3) 输血过程重点观察的内容有哪些?为什么?

4. 杨某,男,68 岁,干部。3 年前因胃癌行胃大部切除术,2009 年 5 月 4 日又因右枕部转移癌手术,术后需静脉输入长春新碱进行化学治疗。请问:
(1) 该患者宜采用哪种静脉输液方法行化疗?
(2) 静脉输入化疗药物的局部反应有哪些?如何预防和处理?

周围静脉输液操作流程

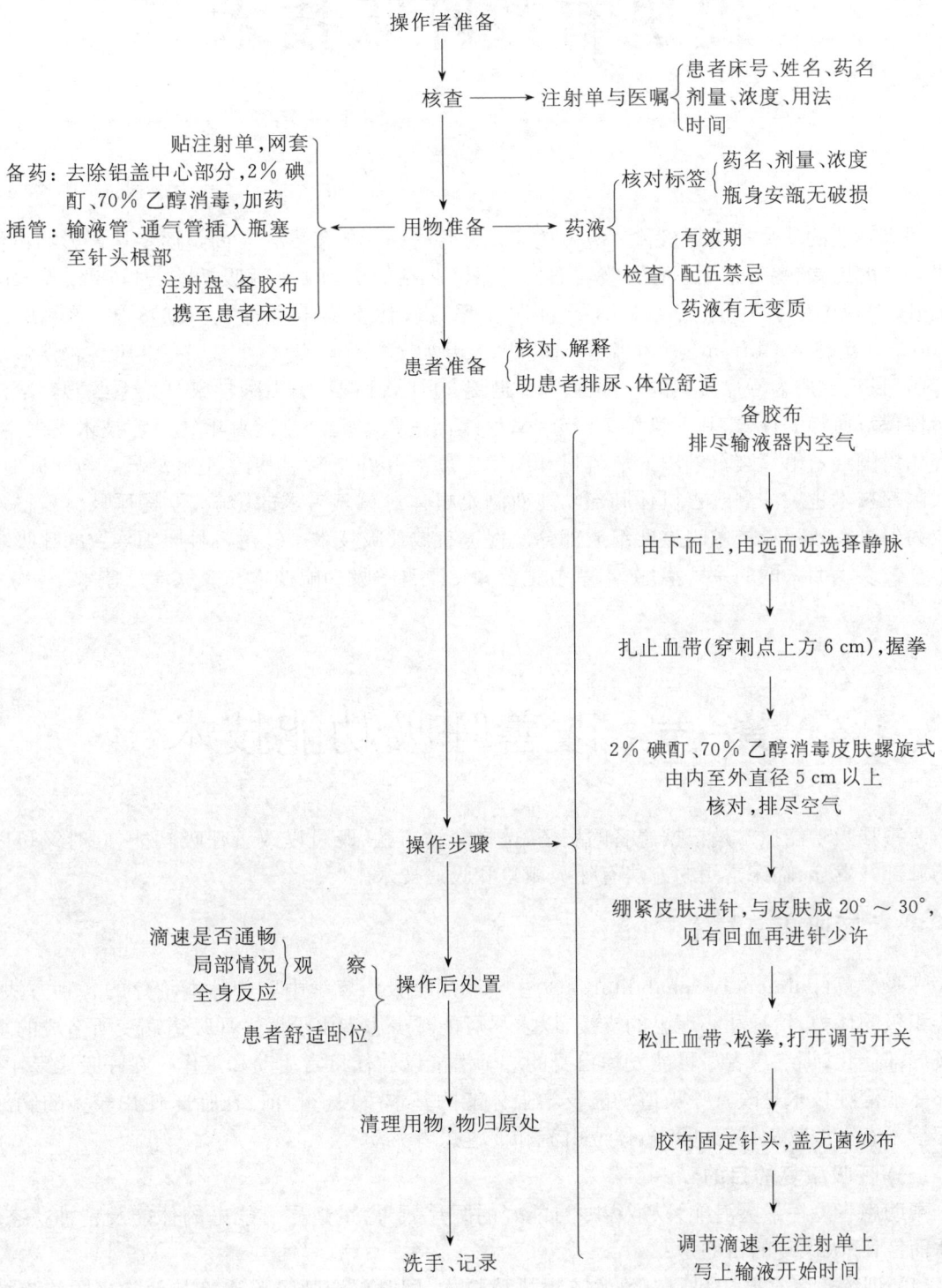

第四章 促进有效呼吸技术

呼吸功能的使命是满足机体对氧气的需求。现代医学的发展一方面是逐步认识影响机体呼吸功能的因素,另一方面积极开发各种医疗技术来帮助机体实现呼吸功能。1775 年 Joseph Priestly 发现了分子氧,随后 Lavoisier 证明在呼吸气体交换中含有氧。1798 年,著名医生 Beddods 在英格兰 Clifton 创办了肺病研究所,并开始了氧疗。至 19 世纪,在临床各种疾病的治疗中,吸氧已成为治疗方案的一部分。20 世纪 60 年代后期,美国医学家开始系统观察氧疗对慢性低氧血症的疗效,到上世纪 70 年代氧疗逐渐进入家庭。在近百年的氧疗技术发展中,研究始终围绕着给氧装置输出的氧流量和储氧空间展开并不断寻找改进和变革。与此同时,现代医疗技术也关注到改善机体肺部功能对满足机体对氧气需求的影响,于是呼吸康复技术也成为促进有效呼吸技术的重要组成部分。促进有效呼吸技术是针对各种原因导致的呼吸功能不全或衰竭而采取的系列治疗,本章节主要介绍改善呼吸功能技术和氧气治疗技术。

第一节 改善呼吸功能技术

改善呼吸功能技术是根据患者的病情,选择合适方法,既可以改善呼吸功能,同时又可以预防肺部并发症,临床常用的方法有呼吸康复和吸痰技术。

一、呼吸康复技术

呼吸康复(pulmonary rehabilitation),主要利用呼吸治疗学中胸部体能治疗的各种方法,结合积极的体力、精神和心理上的支援,以求尽可能减少患者由于慢性呼吸道病变所造成的全身及局部症状,训练患者尽可能发挥自身的心肺潜能以胜任日常活动和工作。在呼吸康复中,胸部体能治疗技术是改善呼吸道功能及增强体能的基本手段。目前,在临床使用较多的胸部体疗技术有有效咳嗽、肺部叩击、体位引流和促进患者活动。

(一) 呼吸康复的目的

帮助患者发挥最大潜能,以取得尽可能好的医疗效果,重建尽可能好的体能及精神状态。具体而言,呼吸康复的目的是:

(1) 训练患者掌握和利用有效的咳嗽排痰技术,同时结合呼吸治疗等其他常规的治疗措施,以改善或消除排痰困难和呼吸道分泌物的滞积。

(2) 训练患者掌握和利用有效的呼吸技术,以缓解呼吸困难和减少用氧需要。

(3) 帮助患者通过运动锻炼改善活动与呼吸动作的协调、提高其对活动的耐受,从而扩大活动范围、改善生活品质。

(二) 呼吸康复的适应证

(1) 慢性呼吸道疾病患者有排痰困难、胸闷气短、或已因此而影响活动和日常生活者。

(2) 患者有接受、参与康复治疗和锻炼的自我愿望。

(3) 患者的体能可以胜任选择的康复措施。

(三) 常用呼吸康复技术

1. **促进患者活动** 除非活动受到病情严格的限制,否则促进患者活动应该成为改善呼吸功能的重要工作内容。因为活动可以达到:① 刺激呼吸;② 有利于分泌物的引流;③ 引发咳嗽排痰;④ 促进肺循环等目的。当然在进行活动时可能会给患者带来暂时的不舒适感,如疼痛、疲乏,这就需要医护人员在活动前给予必要的教育和指导,同时在活动中予以关注、鼓励和帮助。对于不能下床活动的患者,可以定时帮助翻身,有利于肺部血流与气流再分布,改变气体交换速率,促进肺部分泌物引流,有助于预防肺部感染和改善呼吸功能。

2. **有效咳嗽**(effective of coughing) 咳嗽是呼吸系统一个重要的保护性反射,是最重要的支气管清除功能。咳嗽可排出呼吸道内异物和分泌物。根据咳嗽的生理机制,足够的肺容量和强有力的呼吸肌收缩是产生有效咳嗽的主要条件,所以除了咳嗽技巧本身外还必须以有效的呼吸控制训练为基础。对于呼吸道内有较多痰液积聚,不易排出痰液的患者,医护人员应进行有效咳嗽训练,帮助患者及时排出呼吸道分泌物,其步骤如下。

(1) 帮助患者取坐位或半坐卧位,屈膝,上身前倾,双手抱膝或胸前置一枕头,双臂交叉抱紧。

(2) 深吸气后关闭声门屏气(有伤口者,医护人员应帮助按住伤口)。

(3) 嘱患者收缩腹肌。

(4) 当胸内压上升到一定程度时打开声门,用力咳嗽借助已形成的气流将分泌物咳出。咳嗽有时也会造成一定的危险,故在指导患者进行咳嗽时应注意选择,对于一些慢性肺气肿患者用力咳嗽会导致薄壁肺泡破裂、增加心功能负荷,因此有严重心脑血管疾病的患者应慎用。

3. **肺部叩击**(chest percussion) 用手叩打胸背部,借助振动使分泌物松脱而排出体外。肺部叩击方法:嘱患者取坐位或侧卧位,操作者将手固定成背隆掌空状,置于分泌物滞留的相应胸壁上,自下而上,由远而近,有节奏地拍打,避开肩胛骨、脊柱,不能在裸露的皮肤上、肋骨以下及前胸部位叩击;疼痛患者应先止痛后再叩击。对于肺部叩击应严格掌握适应证,年老体弱、严重心脏病患者禁忌应用。

4. **体位引流**(postural drainage) 体位引流指置患者于特殊体位,将肺与支气管内积聚的分泌物借助重力作用流入大气管而排出体外。可根据患者肺部病灶的部位,安置患者于有利于肺段支气管引流的相应体位,使支气管内分泌物顺体位引流而咳出,每日 2 次,宜安排在早饭前和晚间睡眠前,每次 15~20 min,当安置好体位后嘱患者深呼吸及咳嗽,并帮助进行肺部叩击,提高引流效果。

(四) 呼吸康复训练评价

1. 短期效果评价

(1) 通过体位引流和胸背拍打排痰量明显增加。

(2) 呼吸康复训练后,咳嗽力量增加、痰液松动或排痰增加。

(3) 通过呼吸康复训练气促、焦虑或辅助呼吸肌的过度使用有所缓解。

(4) 对吸氧的需要减少等。

2. 长期效果评价

(1) 呼吸困难明显缓解。

(2) 活动量明显增加。

(3) 急性发作或医疗辅助治疗减少。

二、吸痰术

吸痰术(sputurm suctioning)是指经口、鼻腔或人工气道将呼吸道分泌物吸出,以保持呼吸道通畅,预防吸入性肺炎、肺不张、窒息等并发症的一种方法。适用于无力咳嗽、排痰的患者,如危重、昏迷、新生儿、气管切开、会厌功能不好、麻醉未清醒等。临床上最常用的是中心负压吸引装置吸痰法和电动吸引器吸痰法。

(一) 目的

(1) 清除呼吸道分泌物,保持呼吸道通畅。

(2) 促进呼吸功能,改善肺通气。

(3) 预防肺不张、坠积性肺炎等肺部感染发生。

(二) 电动吸引器构造及维护

1. 构造 主要由马达、偏心轮、气体滤过器、压力表、安全瓶、贮液瓶、连接管等组成。安全瓶和贮液瓶是两个容量为 1 000 ml 的容器,瓶塞上有两个玻璃管,并有橡胶管相互连接。

2. 作用原理 接通电源后,马达带动偏心轮,从吸气孔吸出瓶内的空气,并由排气孔排出,这样不断地循环转动,使瓶内产生负压,将痰吸出。

3. 维护

(1) 使用前,须检查电源的电压和吸引器的电压是否相符,各管连接是否正确。

(2) 贮液瓶内液体达 2/3 满时,应及时倾倒,以免液体过多,被吸入马达内损坏机器。

(3) 电动吸引器连续使用时间不宜过久,每次不超过 2 h。

(4) 贮液瓶内应放少量消毒液,使吸出液不致粘附于瓶底,便于清洗消毒。

(5) 吸引器应有专人管理,定期检查其效能,并做好清洁保养工作,搬运时避免剧烈震动。

(三) 操作前准备

1. 患者准备 ① 了解患者的意识、心理状态及合作程度。② 向患者及家属解释吸痰的目的、操作过程的配合与产生的不适、对不适的应对方法等相关知识,以取得患者和(或)家属对执行该操作的知情同意,稳定患者情绪。③ 患者有眼镜或义齿,协助取下并妥善保管。④ 患者取仰卧位,昏迷头向后仰,面向操作者。

2. 用物准备

(1) 电动吸引器吸痰：性能正常的电动吸引器(图4-1)。

(2) 治疗盘：一次性药碗，独立包装的吸痰管，无菌手套，必要时备压舌板、开口器、拉舌钳、弯盘、消毒纱布、无菌棉签。

(3) 其他用物：电插板、电筒。

3. 环境准备　光线充足、清洁、安静、室温适宜。

4. 操作者准备　服装整洁，洗手，戴口罩。

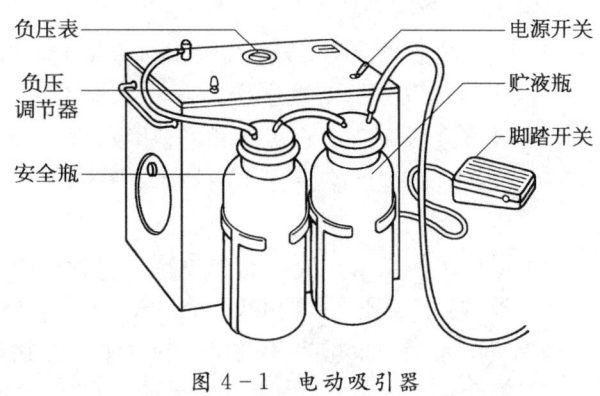

图4-1　电动吸引器

(四) 操作步骤(以电动吸引器吸痰为例)

(1) 备齐用物携至床边，核对患者姓名、床号。评估患者，吸痰指征包括：① 呼吸音粗糙。② 咳嗽。③ 呼吸频率加快。

(2) 开动吸引器，将压力调至 0.04～0.053 MPa。

(3) 将灭菌生理盐水倒入一次性灭菌碗内，打开吸痰管，暴露末端，右手戴上无菌手套并保持不被污染。

(4) 右手持吸痰管与左手持吸引管连接，并用左手拇指控制吸引阀门。用消毒生理盐水浸湿吸痰管并试吸。

经气管内插管或气管切开套管吸痰：

1) 将吸痰管经气管套管插入气管内，快速地开启吸引阀门作间歇性吸引，吸痰手法：左右旋转，自深部向上提拉吸净痰液。切忌上下多次抽动，以避免缺氧，一般单次吸引时间5～8 s，最长不宜超过 15 s。

2) 吸氧或休息片刻(3 min)可再次吸引，但最多不能超过 3 次。

3) 如分泌物黏稠，可注入 2～5 ml 生理盐水于气管内，然后用加压呼吸3～4次，使滴入的液体到小支气管以稀释滞积的痰液。

经口咽吸痰：

1) 让患者的舌前伸，必要时用纱布包裹协助。

2) 一手返折吸痰管末端，另一手持吸痰管前端，从口腔的一侧将导管插入 10～15 cm 进入咽部，同时鼓励患者咳嗽。

3) 使用负压吸引，放松导管末端，吸净口咽部分泌物。

4) 更换吸痰管，在患者吸气时顺势将吸痰管插入气管一定深度(约 15 cm)，松开导管开始吸引。

5) 手法：左右旋转，自深部向上提拉吸净痰液。

6) 吸痰管退出时，抽吸生理盐水冲洗导管，根据患者情况必要时重复吸引。

7) 如果痰液污染了脸部皮肤，给患者洗脸。

(5) 吸痰毕，分离吸痰管，机器端口用无菌套管保护，手套及吸痰管按一次性物品处理。

(6) 操作后处理：① 安置患者于舒适卧位，整理床单位。② 清理用物，按医院消毒隔离原则处理。③ 洗手。④ 观察并记录吸痰次数、吸出物的性状、呼吸改善情况等。

(五) 注意事项

（1）吸痰前要预充氧，以提高吸入氧流量或氧浓度的方法提高患者氧分压，抵御吸痰过程患者不能吸氧而导致的缺氧症状。

（2）吸痰过程注意观察氧饱和度、呼吸、面色等。

（3）操作时必须严格执行无菌技术，吸痰管、手套、吸痰溶液及容器必须每次更换，避免因操作不当而引起交叉感染。

（4）操作时注意动作轻、快，避免损伤气管黏膜。

（5）吸引器各管道连接要准确、无漏气，吸引瓶及时倾倒，水面不超过 2/3，每天要浸泡消毒。

（6）使用人工呼吸机患者吸痰后与呼吸机连接，调节参数。

（7）气管切开处敷料，一般每天更换 2 次。

中心负压吸引系统

中心负压吸引系统由中心吸引站、吸引管道、负压吸引终端等组成。吸引系统的负压源是中心吸引站的真空泵机组通过真空泵机组的抽吸，使吸引系统管路达到所需负压值，在医院各个病房终端处产生吸力供医疗使用。中心吸引站由真空泵、真空罐、负压自动控制柜、报警器、排污罐、负压管道和终端等组成。真空泵一般设置 2 台，一用一备，保证工作不间断。真空罐是储存负压的容器，防止真空泵频繁启动。负压自动控制柜能分别对两机组进行手动控制和自动控制启、停，达到自动切换。当压力达到报警压力值时，进行声光报警，其报警压力下限为 —0.073 MPa，上限为 —0.019 MPa。停电后自动投入运行。排污罐用于存放吸引管道系统内的污物，定期排放。吸引管道及终端每个护理单元安装 1 只维修开关。终端采用快速自封插拔式接头并自带维修阀、快速插头，并通过快速插头与吸引器连接即可吸引。手术室由中心站单独布管，并在手术层预留阀门箱。

第二节 氧气吸入技术

氧气吸入术（oxygen administration）是指通过给氧，提高动脉血氧分压和氧饱和度，增加动脉血氧含量，纠正各种原因造成的缺氧状态，促进组织新陈代谢，维持机体生命活动的一种治疗方法。

一、缺氧分类与氧疗

当外周组织不能得到充分的氧供应，或者不能利用氧来满足其代谢需要时，机体即处于缺氧（hypoxia）状态。在表 4-1 所列四类缺氧中，低张性缺氧（除静脉血分流入动脉外），由于患者 PaO_2 和 SaO_2 明显低于正常，吸氧后能提高 PaO_2 和 SaO_2，使组织供氧增加，因而疗效最好。对于心功能不全、大量失血、心输出量明显下降、一氧化碳中毒等原因造成的缺氧，在给氧的同时应对病因进行治疗，否则氧疗效果很难提高。

表4-1 各型缺氧的血氧变化及原因

缺氧类型	PaO_2	SaO_2	A-V氧压差	原因
低张性缺氧	↓	↓	↓或正常	慢性呼吸衰竭、先天性心脏病、吸入气中氧浓度低
血液性缺氧	正常	正常	↓	贫血、CO中毒、高铁血红蛋白症输入大量库存血液
循环性缺氧	正常	正常	↑	休克、心力衰竭、心肌梗死、脑血管意外
组织性缺氧	正常	正常	↓或↑	氰化物、硫化物、磷等引起的中毒

二、缺氧程度判断

1. **轻度低氧血症** $PaO_2>6.6$ kPa(60 mmHg),$SaO_2>80\%$,无紫绀,一般不需给氧。若有呼吸困难,可给予低浓度(氧流量1～2 L/min)氧气。

2. **中度低氧血症** PaO_2 4～6.6 kPa(30～60 mmHg),SaO_2 60%～80%,有紫绀,呼吸困难,需给氧。

3. **重度低氧血症** $PaO_2<4$ kPa(30 mmHg),$SaO_2<60\%$,显著紫绀,呼吸极度困难,出现低氧血症,需立即给氧。

三、氧气吸入适应证

(1) 肺活量减少,因呼吸系统疾患而影响肺活量者如哮喘、支气管肺炎或气胸等。

(2) 心肺功能不全者,使肺部充血而致呼吸困难者如心力衰竭时出现的呼吸困难。

(3) 各种中毒引起的呼吸困难,氧不能由毛细血管渗入组织而产生缺氧,如巴比妥类药物中毒、麻醉剂中毒或CO中毒。

(4) 昏迷患者如脑血管意外或颅脑损伤患者。

(5) 其他:某些外科手术前后患者、大出血休克患者、分娩时产程过长或胎儿心音不良等。

四、供氧设备

(一) 中心供氧装置

医院的氧气供给集中由中心供氧站通过输氧管道系统输出与管理,供氧站控制开关,各用氧单位在墙壁的供氧管道出口处连接流量表(图4-2),根据治疗需要调节氧流量。

(二) 氧气筒给氧

1. **氧气筒** 氧气筒为圆柱形无缝钢筒,筒内可耐流量受的压力达14.7 MPa,即150 kg/cm²,筒内氧气量为6 000 L(图4-3)。

(1) 总开关:在氧气筒的顶部。使用时,将总开关向逆时针方向旋转1/4周即可。停用时,向顺时针方向将总开关旋紧。

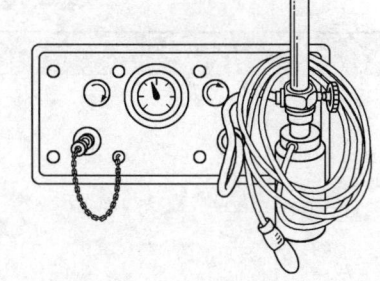

图4-2 中心供氧装置

(2) 气门:在氧气筒颈部侧面,与氧气表相连,为氧气的输出口。

2. **氧气表**

(1) 压力表:表上的指针显示筒内氧气的压力,以 kg/cm² 表示。

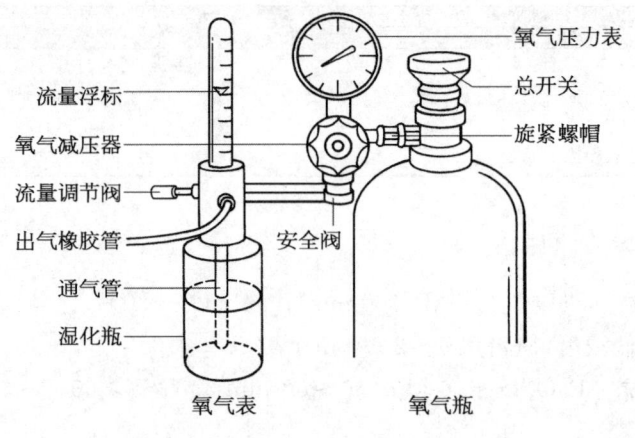

图 4-3 氧气表、氧气筒

(2) 减压器:是一种弹簧自动减压装置,将来自氧气筒内的压力减至 2~3 kg/cm² (0.19~0.29 MPa),使流量平稳,便于使用。

(3) 流量表:以浮标上端所指刻度表示每分钟氧气流出量。

(4) 湿化瓶:瓶内装入 1/3~1/2 蒸馏水或灭菌水,湿化管浸入水中,用以湿化氧气,以免吸氧过程中干冷气体对呼吸道黏膜的刺激。急性肺水肿患者可选用 20%~30% 乙醇作为湿化液,以降低肺泡内泡沫的表面张力,扩大气体与肺泡壁接触面积而使气体易于弥散,改善气体交换。

(5) 安全阀:当氧气流量过大、压力过高时,安全阀的内部活塞即自行上推,将过多的氧气由四周的小孔排出,以保证安全。

3. 氧浓度与氧流量换算法

(1) 鼻导管给氧:

计算公式:吸氧浓度% = 21 + 4 × 氧流量(L/min)

(2) 面罩给氧:氧流量与给氧浓度之间关系如表 4-2,吸入气体氧浓度与氧流量和面罩种类有关。

表 4-2 面罩给氧氧流量与氧浓度换算关系

给氧方法	氧流量(L/min)	吸氧浓度近似值(%)
文丘式面罩	5	30
	6	40
	7	50
非重复呼吸面罩	6	57
	7	60
	8	63
	9	67
	10	70

(3) 简易呼吸器给氧:若氧流量为 6 L/min 时,吸入气中的氧浓度为 40%~60%。

(4) 呼吸机(定容型)氧浓度计算:

$$吸氧浓度 = \frac{80 \times 氧流量(L/min)}{通气量(L/min)} + 20$$

(5) 氧气帐给氧：氧流量约 10~20 L/min，氧浓度可达到 60%~70%。

4. 给氧浓度

(1) 低浓度给氧：吸入氧浓度低于 35%。

(2) 中等浓度给氧：吸入氧浓度低于 35%~60%。

(3) 高浓度给氧：吸入氧浓度高于 60%。

五、安全用氧

氧气筒内的氧气压力高，氧气又是易燃易爆物，因此在使用中必须注意安全，严格执行操作规程。

(1) 注意"四防"，即防震、防火、防热、防油。氧气筒宜放在阴凉处，周围严禁烟火和易燃品，不可在氧气表及螺旋口处涂油。搬运时避免倾倒和震动，以防引起爆炸。

(2) 氧气筒内的氧气不可全部用尽，压力表指针至 5 kg/cm² 时，即应停止使用，以防灰尘进入筒内，以免再次充气时引起爆炸事故。氧气筒外应有明显标志，以便与其他物品相区别，同时应依筒内氧气使用情况，注意"满"或"空"，以防急用时搬错，影响抢救。

(3) 防止交叉感染，宜选用一次性鼻导管，鼻塞、面罩湿化瓶管应定时消毒更换。

(4) 严格遵守用氧操作规程，使用氧气前，应先调节好流量再插鼻导管吸氧；停止用氧前，应先取下鼻导管，再关流量表，以防高压氧冲入而损伤呼吸道和肺泡。

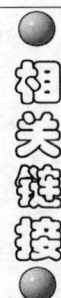

气管穿刺给氧技术

20 世纪 80 年代以来主要在欧洲还发展了一种气管穿刺给氧（transtracheal oxygencatheterlization）技术，对需要长期氧疗的患者在第 2 及第 3 气管软骨环之间穿刺后置入一微细的 Teflon 导管，经此气管内给氧。由于导管深入到气管中段，氧吸入浓度大幅度升高，因此可以非常小的流量即可取得较好的给氧效果，使氧用量减少 50%~70%。为了维持其通畅，导管需要每 3 个月更换 1 次。

第三节 常用给氧方法

熟悉各种给氧器具的工作性能对氧疗时选择正确的给氧方式十分重要，然而务必认识，在临床上给氧的疗效不仅受器具的影响，同时还应根据患者病情的实际需要选择，因此，应根据患者病情、缺氧情况选用适合的给氧方法，以达到提高血氧含量，纠正机体缺氧症状的治疗目的。在给氧治疗中需要密切观察患者缺氧症状的改善情况，同时还需注意观察和预防给氧副反应的发生，以保证给氧治疗的安全和可靠性。

一、临床常用给氧方法

(一) 鼻导管吸氧法

鼻导管给氧(nasal catheter)是最早的给氧器具之一,也是目前临床最常用的给氧方法,其特点简便易行、经济安全。在临床上,经鼻导管给氧适合于为呼吸平稳的患者提供40%以下的吸入氧浓度,经鼻导管的最大氧流量不宜超过6L/min。

1. 操作前准备

(1) 患者准备:① 了解患者的意识、心理状态、鼻纵隔的生理状况及合作程度。② 向患者及家属解释氧疗的目的、操作过程的配合与产生的不适、对不适的应对方法等相关知识,以取得患者和(或)家属对执行该操作的知情同意。③ 患者如有眼镜,协助取下并妥善保管。④ 安置安全舒适体位,稳定情绪。⑤ 告知患者及家属用氧的安全性,切实做好"四防",即防震、防火、防热、防油。

(2) 用物准备:① 供氧装置。② 治疗盘,内备鼻导管、棉签、纱布、弯盘、小药杯(内盛清水)、氧气记录卡、笔,必要时,扳手、胶布。

(3) 环境准备:室温适宜、光线充足、环境安静、远离火源。

(4) 操作者准备:服装整洁,洗手,戴口罩。

2. 操作步骤

(1) 携用物至患者床旁,核对床号(住院号)、姓名,必要时通过腕带核查信息。

(2) 连接供氧装置

单鼻导管给氧: 单侧鼻导管为一根细硅胶或橡胶导管,使用时插入一侧鼻孔(插入长度为自鼻尖到耳垂2/3)。此法由于鼻腔受刺激,分泌物易阻塞鼻导管,故需经常更换。由于鼻导管插入位置深(至患者会厌处)故患者会有咽部不适。

1) 选择较通畅的一侧鼻孔,并用湿棉签清洁该侧鼻孔。

2) 将鼻导管与通气管连接,先开流量调节阀(小开关),确定氧气流出通畅后,调节至所需氧流量。

3) 测量鼻导管插入长度,一般为自鼻尖至耳垂的2/3,将鼻导管蘸水,自所选择侧鼻孔轻轻插入至鼻咽部。

4) 如无呛咳,用胶布将鼻导管固定于鼻翼及面颊部,再用安全别针固定通气管于床单上。

双鼻导管给氧: 鼻导管上有两根短管,分别插入两侧鼻孔,深度约为2 cm。可以调节活动扣固定鼻导管,不需要胶布固定。此法对鼻腔黏膜刺激小,有利于吸入气体的加温、湿化和过滤,但氧气经鼻孔流失较多。双腔鼻导管给氧方法是将鼻导管鼻塞部轻轻插入患者双侧鼻腔,再将导管环绕患者耳部向下放置,根据患者情况调整其松紧度。

中心供氧装置给氧:

1) 装流量表:① 将流量表接头用力插进墙上氧气出口。② 向外轻轻下拉接头,证实已接紧。③ 查看接头是否漏氧气,若有氧气逸出,拔出接头后重新插入。④ 将湿化瓶接到流量表上。

2) 导管接于湿化瓶出口处的小孔接头上。

3) 连接不同的给氧装置,调节氧流量。

3. 注意事项

(1) 保持鼻导管通畅,持续单鼻导管吸氧者每天换鼻导管1~2次,并换插另一鼻孔。

(2) 吸氧过程中观察缺氧状况有无改善,氧气装置是否通畅无漏气。

(3) 用氧须注意安全,做到"四防",即防震、防火、防热、防油。

(4) 氧气压力指针降至 0.5 MPa 时不可再用。

(二) 面罩给氧

氧气面罩(simple oxygen mask)是最早的呼吸治疗器具之一。面罩给氧是将特制面罩置于患者口鼻部给氧,氧气由下端连接氧气装置的输氧管输入,呼出的气体从面罩的侧孔排出。面罩给氧对气道黏膜刺激小,给氧浓度确切,患者舒适且操作简便易行。其不足是影响患者与他人交流,饮食、饮水、咳痰均须取下面罩,中断吸氧。目前,临床常用的给氧面罩有两种。

1. **文丘面罩给氧** 文丘面罩(venture mask)的给氧原理,氧以喷射状进入面罩(图4-4),周围形成负压,空气从面罩侧面开口处进入,如果氧流量增加,进入空气量相应增加,以保持吸入气中氧浓度不变。其优点是吸氧浓度较稳定,可通过调整喷嘴的口径或旋转改变空气进口的大小来调节吸氧浓度,常用的浓度有 24%、26%、28%、30%,最高可达到 50%。此面罩能为需要吸入氧浓度严格控制在确定水平上,为患者提供短时间的控制性吸氧。

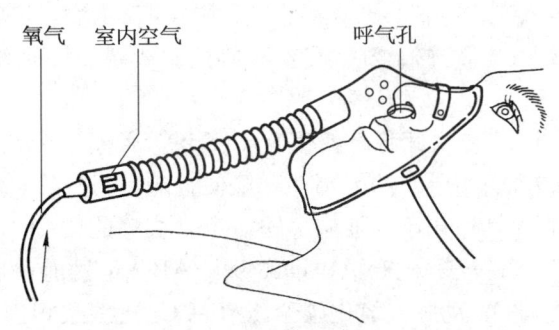

图 4-4 文丘面罩给氧

2. **非重复呼吸面罩给氧** 非重复呼吸面罩(nonrebreathing mask)给氧在储气袋与患者之间有一单通阀,吸入空气只能由储气袋供给(图 4-5),呼出气体经面罩旁的单通阀排出,吸入氧浓度较高,一般给氧浓度 57%~70%。要取得尽可能高的吸入氧浓度就必须非常注意要面罩与颜面的良好密合,同时非重复呼吸面罩也必须有足够的贮积气量来满足吸气时需要,至少需维持储气袋在吸气末仍有 1/3 充盈而不致完全排空。

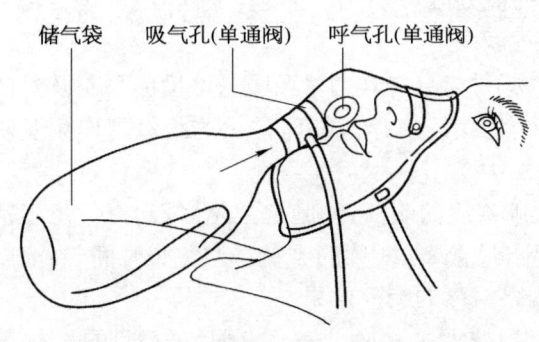

图 4-5 非重复呼吸面罩给氧

(三) 氧气枕给氧

氧气枕是一长方形橡胶枕,枕的一角有一橡胶管,上有调节器可调节氧气流量。氧气枕内充入氧气,接上湿化瓶,导管即可使用。在家庭氧疗、危重患者的抢救或转运途中,可以氧气枕临时替代氧气装置供氧。

新购的氧气枕因枕内含有粉粒,充气前应用自来水灌满氧气枕,在枕外用手揉捏放水,再灌水揉捏,如此反复多次,直到放出的水洁净为止。

(四) 氧气帐给氧

氧气帐(oxygen tents)是透明的、可折叠的塑料结构的帐篷,带有电动机械,用于循环帐篷内空气并使其降温,达到冷却的作用。曾经应用于成人,而现在多用于儿科患者。氧气帐有自动调温装置以使帐内温度恒定在患者比较舒适的范围。氧气帐放在病床的床头,使患者的头和胸部位于氧气帐内。帐篷的侧壁上有开口,以便实施护理。氧气帐的氧流量一般为

10~30 L/min,氧浓度可达 45%~60%。每次放开帐篷后,需加大氧流量至 12~20 L/min,持续 3min,以恢复帐内氧浓度。氧气帐给氧需定时换气,以避免 CO_2 蓄积。此方法主要适用于需要冷而湿的空气的儿科患者,如肺炎患儿。因为氧气帐给氧法不能保持恒定或准确的给氧浓度,所以一般不在儿科病房以外的科室使用。

二、给氧效果评价

(一) 氧疗监测

1. **全身状况的监测** 主要监测血压、心率、呼吸频率、发绀以及神志和精神状况的变化。如氧疗后患者心率变慢、呼吸频率下降、血压上升且平稳、呼吸困难缓解、末梢循环改善、尿量增加、皮肤红润变暖、发绀减轻或消失等,均表明氧疗效果良好,反之提示病情恶化,氧疗未达到效果。

2. **经皮脉搏血氧饱和度(SpO_2)监测** SpO_2 监测是一种经皮肤连续监测动脉血氧饱和度的方法,由于它的无创性和简便直观,可连续观察数天而对患者无损害,因此是临床上最常用的,尤其适用于普通病房缺氧患者氧疗的监测。

3. **动脉血气(ABG)监测** ABG 是目前评价氧疗效果最为准确可靠的方法。ABG 可提供 PaO_2、动脉二氧化碳分压($PaCO_2$)、碳酸根离子(HCO_3^-)、pH、SaO_2 等多种氧合及代谢参数,PaO_2 升高是反映氧疗效果最直接的指标。ABG 监测的不便之处是需要反复抽血,且不易实时连续监测。

4. **经皮氧分压($TcPO_2$)测定** $TcPO_2$ 是通过直接测定从皮肤逸出的氧量来反映 PaO_2,$TcPO_2$ 可大致反映 PaO_2 的变化。方法是将氧电极紧贴于皮肤上加温,使局部微循环血管扩张,用微型电极直接测出通过半透膜进入电极内的氧分压。

(二) 给氧副作用及防治

氧疗时,氧疗作为一种药物如同任何其他药物一样,会有其剂量及吸入浓度的限制及可能的副作用,了解这些特点将有助于有效合理和安全地实施氧疗。临床常见的给氧副作用及防治措施如下。

1. **氧中毒** 高浓度、长时间的吸入氧可导致肺实质的改变,如肺泡壁增厚、出血。患者常表现为胸骨后灼热感,继而出现呼吸增快、恶心、呕吐、烦躁、断续的干咳。避免长时间、高浓度的氧疗可以预防氧中毒,经常做血气分析,动态观察氧疗的治疗效果。

2. **肺不张** 吸入高浓度的氧气后,肺泡内氮气被大量置换。一旦出现支气管阻塞时,其所属肺泡内的氧气被肺循环血液迅速吸收,引起吸入性肺不张。其表现为烦躁、呼吸、心率增快、血压上升,继而出现呼吸困难、发绀、昏迷。鼓励患者做深呼吸、多咳嗽和经常改变卧位,防止分泌物阻塞等可以预防肺不张。

3. **呼吸道分泌物干燥** 氧气是一种干燥气体,吸入后可导致呼吸道黏膜干燥,分泌物黏稠,不易咳出,且有损纤毛运动。应加强湿化和雾化吸入,做到氧气吸入前一定要先湿化再吸入,以减轻刺激作用,若呼吸道分泌物黏稠不易咳出应采用雾化吸入法。

4. **晶状体后纤维组织增生** 仅见于新生儿,且以早产儿多见。由于视网膜血管收缩、视网膜纤维化,最后出现不可逆的失明,因此应控制氧浓度(氧浓度应在 40% 以下)和用氧时间。

5. **呼吸抑制** 见于 Ⅱ 型呼吸衰竭者(PaO_2 降低、$PaCO_2$ 增高),由于 $PaCO_2$ 长期处于高水平,呼吸中枢失去了对二氧化碳的敏感性,呼吸的调节主要依靠缺氧对外周化学感受器的刺激来维持,吸入高浓度氧,解除缺氧对呼吸的刺激作用,使呼吸中枢抑制加重,甚至呼吸停止。因此,对Ⅱ型呼吸衰竭患者应给于低浓度、低流量(1～2 L/min)吸氧,维持 $PaCO_2$ 在 8 kPa 即可。

附:氧气表装卸法

1. 装表法

(1) 将氧气筒置于架上,打开总开关,使小量气体从气门流出,随即迅速关好总开关,以达到清洁该处的目的,避免灰尘吹入氧气表内。

(2) 将表的旋紧螺帽与氧气筒的螺丝接头衔接,用手初步旋紧,然后将表稍向后倾,再用扳手旋紧,使氧气表直立于氧气筒旁,查有无漏气。

(3) 接湿化瓶,将橡胶管一端接氧气表,检查流量表下的流量调节阀关好后,旋开总开关,再旋开流量表下的流量调节阀(小开关),检查氧气流出量是否通畅,有无漏气,以及全套装置是否适用,最后关上流量调节阀,推到病室待用。

2. 卸表法

(1) 将总开关旋紧,打开流量表下的小开关,放出余气,再关小开关。卸下湿化瓶。

(2) 一手拿表,一手用扳手将表的螺帽以逆时针方向旋转,然后再用手旋松,将表卸下。

(李丽萍 闫 力)

思 考 题

1. 患者,张某,男,63岁。因间断性咳嗽,咯痰50年,加重伴喘促,呼吸困难3天来医院就诊。门诊以"肺炎"收入院。入院后病情进展快,临床症状重,血气分析:pH 7.515,PCO_2 36.9 mmHg,PO_2 49 mmHg,HCO_3 29.8 mmol/L,SO_2 88%;现患者咳嗽,咯痰,咯血,呼吸困难明显。请问:

(1) 该患者出现了什么情况?如何处理?

(2) 若为患者吸氧,操作中应注意什么?

2. 患者,李某,男,65岁。患慢性支气管炎10年,肺心病2年。2天前因受凉,咳嗽、喘息症状加重来院就诊。查体:呼吸困难明显,口唇、肢端明显发绀,患者神志恍惚,血气分析 PaO 30 mmHg,PaCO 90 mmHg。请问:

(1) 患者的缺氧程度。

(2) 吸氧过程中应注意什么?

3. 患者,关某,男,66岁。脑出血昏迷,咳嗽反射迟钝,导致痰液沉积较深,需要给患者吸痰。请问:

(1) 操作中应注意什么?

(2) 若痰液黏稠不宜吸出应如何处理?

单侧鼻导管吸氧操作流程

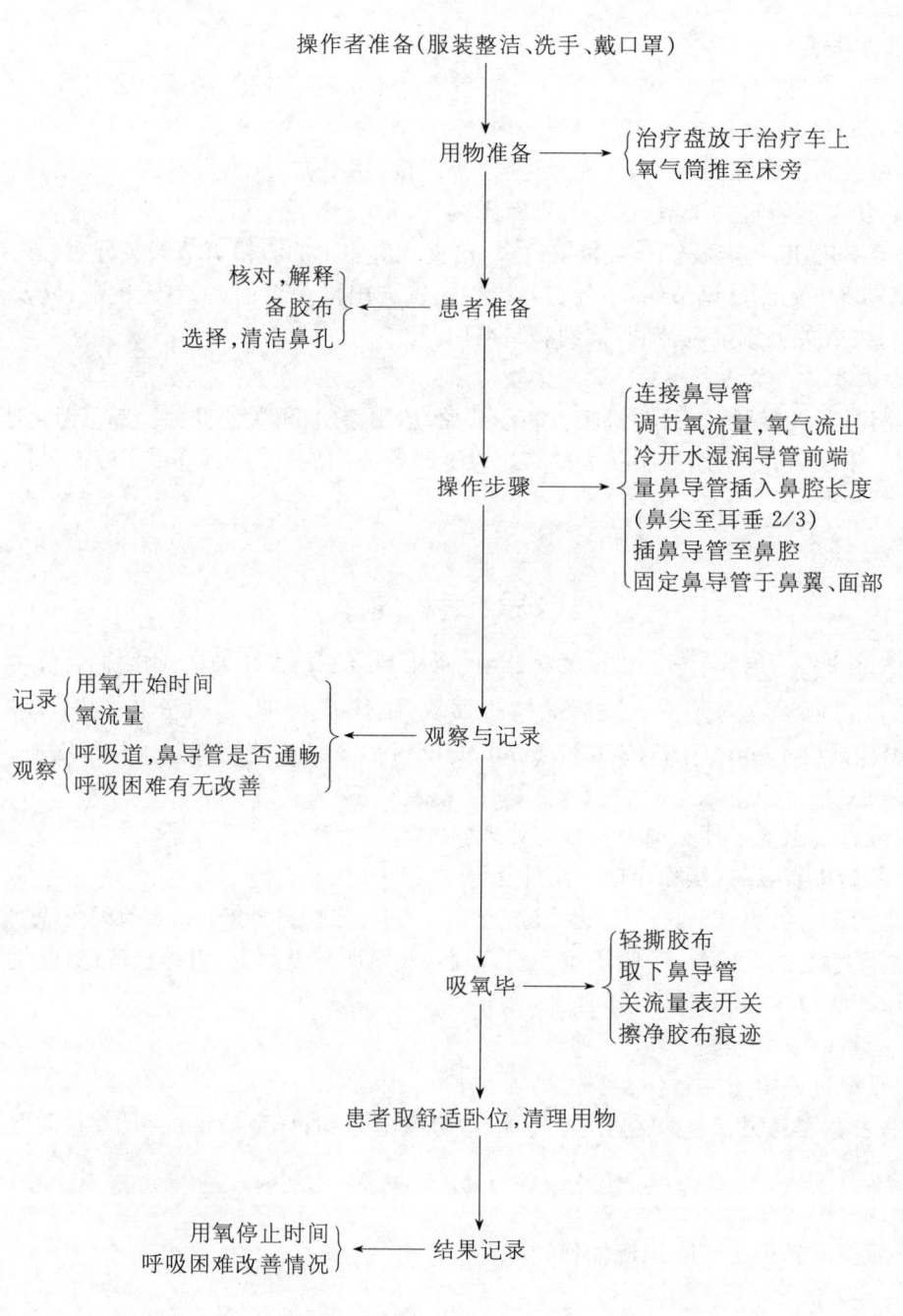

卸　表

装卸氧气表法(在病室外装卸)：

装：一吹，二上表，三紧，四查。湿化瓶内装蒸馏水 1/3 或 1/2 瓶。急性肺水肿患者吸氧时，湿化瓶内装 50％乙醇并贴标签注明。

卸：一关、二拿表、三松、四卸。

第五章 卧位与安全

医疗护理工作与患者安全息息相关,如安全地移动身上带有多根导管的患者;躁动患者的安全护理;危重患者的转运、交接等。根据国际上有关医疗错误的流行病学调查研究的结果显示,一些国家的医疗护理不安全情况的发生率在 3.5%～16.6%之间,因此患者安全问题不容忽视。2003 年 Singer 首先提出了"安全文化"的概念,即将"安全为第一优先"(first do no harm)的理念作为医护人员的价值观、信仰和行为准则。因此创建医院安全文化氛围,将有助于提高医疗护理质量,促进患者安全。医护人员维持患者正确、安全的卧位,可增进患者的舒适感、减轻疲劳、利于各种检查、预防长期卧床引起的各种并发症。对于如烦躁不安、意识不清、精神异常失去控制等容易发生意外的患者,可使用保护工具,限制患者的肢体活动,以满足患者安全的需要、确保医疗活动的顺利进行。

第一节 各种卧位

医护人员应根据患者的病情需要,协助和指导患者采取正确的卧位。按卧位的自主性可分为主动卧位(自己采用最舒适的)、被动卧位(他人安置的)和被迫卧位(病情需要的)。

一、常用卧位

(一) 仰卧位(supine position)

仰卧位又称平卧位,根据病情或检查需要,仰卧位又可分为:去枕仰卧位、屈膝仰卧位、中凹卧位。

1. 去枕仰卧位
(1) 适应证
1) 昏迷或全麻未清醒者,可防止呕吐物进入气管引起窒息或肺部并发症。
2) 椎管内麻醉或脊髓腔穿刺后的患者,可预防颅内压降低而引起的头痛。
(2) 操作方法:协助患者去枕仰卧,头偏向一侧,将枕头横立于床头,双臂放于身体两侧,两腿自然放平。

2. 屈膝仰卧位
(1) 适应证

1) 腹部检查者,以使腹肌放松,便于检查。
2) 导尿或会阴冲洗者,便于暴露操作部位。
(2) 操作方法:协助患者仰卧,头下垫枕头,双臂放于身体两侧,两膝屈起,并稍向外分开。

3. 中凹卧位(休克卧位)

(1) 适应证:休克患者。抬高头胸部,保持气道通畅,有利于呼吸,改善缺氧症状;抬高下肢,可促进静脉血液回流,增加心输出量而缓解休克症状。

(2) 操作方法:抬高患者头胸部10°~20°,抬高患者下肢20°~30°。

(二) 侧卧位(side-lying position)

1. 适应证

(1) 灌肠、肛门检查和配合胃肠镜检查。
(2) 预防压疮,侧卧位与仰卧位交替运用。
(3) 臀部肌内注射体位的准备。
(4) 对单侧肺部病变患者,视病情采取患侧卧或健侧卧。

2. 操作方法 协助患者侧卧,两臂屈肘,一手放在枕旁,一手放在胸前,下腿稍伸直,上腿弯曲。在两膝之间、胸腹部、背部可放置软枕支撑患者,稳定卧位,使患者舒适。臀部肌内注射时,应下腿屈曲,上腿略伸直,以使臀部肌肉放松。

(三) 半坐卧位(fowler's position)

1. 适应证

(1) 颜面部及颈部术后患者。
(2) 呼吸困难患者。
(3) 腹腔、盆腔术后或有炎症患者。
(4) 腹部术后患者。
(5) 疾病恢复期体质虚弱的患者。

2. 操作方法 摇起床头支架呈30°~50°,再摇起膝下支架,以防患者下滑。必要时床尾可放置软枕,垫于患者的足底(图5-1)。患者需要平卧时,应先摇平膝下支架,再摇平床头支架。

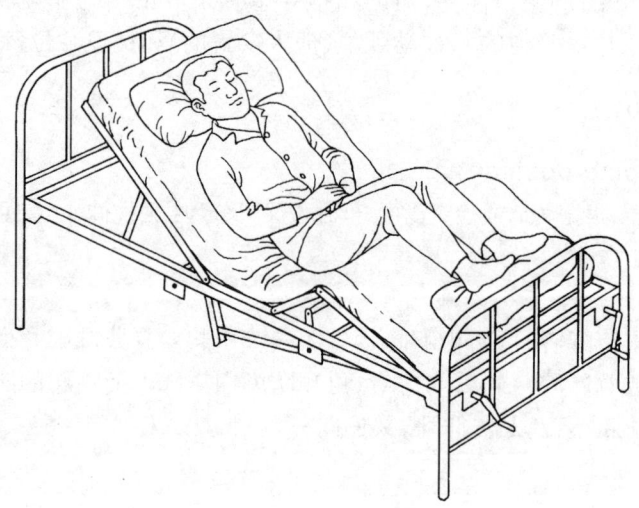

图5-1 半坐卧位

(四) 端坐位(sitting position)

1. 适应证　支气管哮喘发作、心力衰竭、心包积液的患者。由于呼吸极度困难,而被迫采用端坐位。

2. 操作方法　协助患者坐起,让其身体稍向前倾,床上放一跨床小桌,桌上放一软枕,患者可伏桌休息,要注意背部保暖,防止受凉。摇起患者床头支架呈 70°～80°,再摇起膝下支架呈 15°～20°(图 5-2)。患者端坐于床上休息时,要防止坠床,必要时加床挡,以保证患者安全。

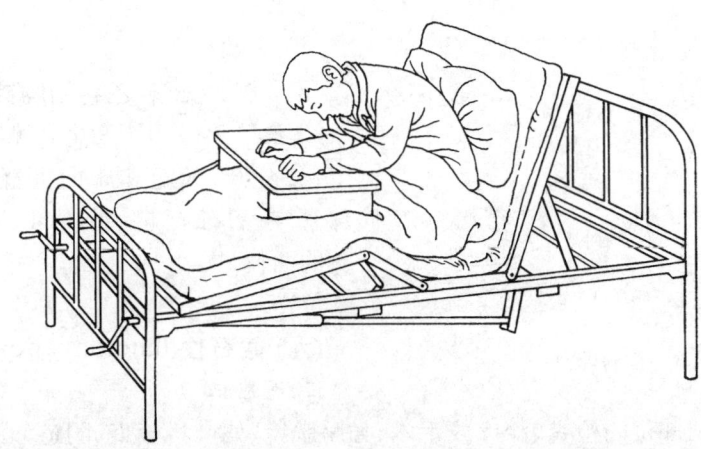

图 5-2　端坐位

(五) 俯卧位(prone position)

1. 适应证

(1) 腰背部检查或配合胰、胆管等造影检查时。

(2) 腰背部、臀部有伤口或脊椎手术后,不能平卧或侧卧的患者。

(3) 胃肠胀气所致腹痛。俯卧位时,腹腔容积增大,可用于缓解胃肠胀气所致的腹痛。

2. 操作方法　患者俯卧,头偏向一侧,两臂屈曲放于头的两侧,两腿伸直,胸下、髋部及踝部各放一软枕,在保持患者姿势舒适的同时而又不影响呼吸。

(六) 头低足高位(trendelenburg position)

1. 适应证

(1) 妊娠时发生胎膜早破,可防止脐带脱垂。

(2) 下肢骨折后行骨牵引术的患者,利用人体重力作为反牵引力。

(3) 体位引流。

2. 操作方法　患者仰卧,枕头横立于床头,以防碰伤头部,床尾垫高 15～30 cm。这种体位可导致颅内静脉血回流受阻,颅内压升高的患者禁用。此外还会使膈肌上升,造成呼吸困难及缺氧,使患者感到不适,不宜长时间使用。

(七) 头高足低位(reverse trendelenburg position)

1. 适应证

(1) 颈椎骨折的患者进行颅骨牵引时,作为反牵引力。

(2) 颅内压增高的患者,可促进颅内静脉回流,降低颅内压,预防脑水肿。

(3) 颅脑手术后的患者,可减轻颅内充血和脑水肿。

2. 操作方法　患者仰卧,床头垫高 15～30 cm 或根据病情而定。保持头部与脊柱在同一条直线上,头部过伸或过屈均会影响呼吸道通畅以及颈静脉回流,不利于降低颅内压。枕头横立于床尾,以防足部触及床栏。如作颅骨牵引患者,该体位变化的范围较小,应注意防止压疮的发生。

(八) 膝胸卧位(knee-chest position)

1. 适应证

(1) 矫正胎位不正或子宫后倾。

(2) 肛门、直肠、乙状结肠镜检查和治疗。

2. 操作方法　协助患者跪卧,两小腿平放于床上,稍分开,大腿和床面垂直,胸部贴于床面,腹部悬空,臀部抬起,头转向一侧,两臂屈肘,放于头的两侧(图 5-3)。有心肾疾病的孕妇禁用此卧位。

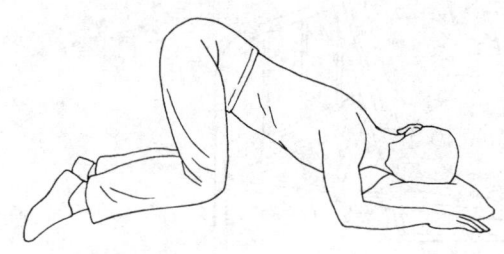

图 5-3　膝胸卧位

(九) 截石位(lithotomy position)

1. 适应证

(1) 会阴、肛门部位的检查、治疗或手术,如膀胱镜、妇产科检查、阴道灌洗等。

(2) 产妇分娩。

2. 操作方法　患者仰卧于检查床上,两腿分开,放于支腿架上,臀部齐床边,两手放在身体两侧或胸前(图 5-4)。应用该体位时注意遮挡和保暖。

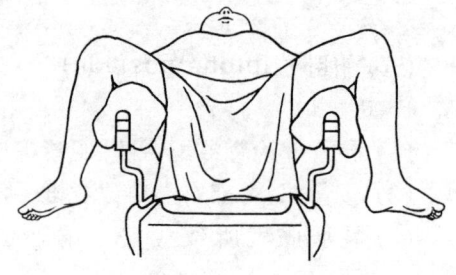

图 5-4　截石位

二、体位更换术

(一) 一般患者体位更换术的操作方法

1. 一人协助患者更换体位　此方法适用于体重较轻的患者。

(1) 核对患者,解释操作目的和方法,取得患者的配合。

(2) 患者仰卧,两手放于腹部,两腿屈曲。

(3) 操作者站在病床的一侧,先将患者肩部、臀部移向护士侧的床缘,再将患者双下肢移近并屈膝,然后一手扶肩,一手扶住膝部,将患者翻转至对侧。按侧卧位的要求在患者的胸腹部、背部、两膝之间放置软枕支撑患者,使患者感觉舒适。更换体位时,不可拖拉患者,应稍抬起患者后再翻身,以免移动时擦伤患者皮肤。

2. 二人协助患者更换体位　此方法适用于体重较重或病情较重的患者。

(1) 核对患者,解释操作目的和方法,取得患者的配合。

(2) 患者仰卧,两手放于腹部,两腿屈曲。

(3) 两位操作者站在病床的同侧,一人托住患者的颈肩部和腰部,另一人托住臀部和膝部,同时抬起患者移至操作者一侧,将患者翻转至对侧,背向操作者。在患者的胸腹部、背部、两膝之间放置软枕支撑患者,使患者感觉舒适。

(二) 特殊患者体位更换术

1. 骨科患者体位更换术的操作方法

(1) 为四肢骨折的患者更换体位时,应根据患者的具体情况,选择合适的体位,适当抬高患肢,促进静脉回流。对损伤部位重点扶托保护,缓慢移至舒适体位,避免引起患者疼痛和造成新的损伤。如股骨颈骨折的患者,应保持肢体外展中立位,防止患肢内收、外旋造成髋部屈曲,防止骨折移位。

(2) 脊柱损伤的患者翻身时应采用轴式翻身,如颈椎损伤的患者需要翻身时,应始终保持患者的头、颈、躯干在同一平面,以维持颈部相对稳定,操作者应协调一致,尽量平抬平放,防止损伤部位移位而加重脊髓的损伤。胸腰椎骨折的患者协助翻身时,应嘱患者挺胸直腰绷紧背部肌肉形成自然内固定,操作者一人扶托患者肩部、髋部,另一人扶托髋部和双下肢,保持躯干上下一致,同时向对侧翻身,侧卧时可在患者的胸腹部、背部放置软枕支撑患者。

(3) 协助牵引患者翻身时,不可随意放松牵引,翻身后注意牵引的位置、方向和牵引力是否正确。嘱咐牵引患者及其家属不要擅自改变体位,不能随便增加牵引重量。

(4) 石膏固定的患者,在石膏未干之前,应尽量少搬动患者,不要用手指按压,以免石膏向内凸起,压迫局部组织。若必须移动患者时,应用手掌平托患肢,以保持石膏位置,并注意观察局部肢体的血液循环状况。

2. 颅脑手术患者体位更换术的操作方法

(1) 颅脑术后的患者应取健侧卧位或仰卧位,避免手术切口受压。更换体位时,操作者应扶持患者头部,使头颈部呈一条直线,防止头颈部过度扭曲或震动。

(2) 为有脑室引流的患者更换体位时,操作者应先将引流管暂时夹闭,防止脑脊液反流,引起逆行性感染。

(3) 颅脑术后的患者翻身时,头部不可剧烈翻动,以防引起脑疝,压迫脑干,导致猝死。

(三) 体位更换术的注意事项

(1) 为手术后患者更换体位前,如敷料已有潮湿或脱落,应先更换敷料并固定好后,再协助翻身,翻身后应注意伤口不能受压。

(2) 如患者身上带有各种导管,应首先将导管安置妥当,翻身后检查导管是否扭曲、受压、移位,以保持导管通畅。

第二节 约束术

约束术(restraints)包括身体约束方法和化学药物约束方法。本节仅讨论身体约束方法,即根据病情和约束部位,分别采用宽绷带约束法、肩部约束法和膝部约束法对患者施行身体约束。

一、目的

防止小儿、高热、谵妄、躁动、昏迷及危重患者因虚弱、意识不清或其他原因而发生坠床、抓伤、撞伤等意外，限制其身体或肢体活动，以确保患者安全，保证治疗、护理顺利进行。

二、操作前准备

1. **患者准备** 操作者做好解释工作，介绍约束术的必要性、注意事项及配合要点，获得患者及(或)家属的知情同意权。
2. **用物准备** 根据病情准备约束带及棉垫。
3. **环境准备** 病房宽敞整洁，必要时移开床旁桌椅。

三、操作方法

1. **宽绷带约束法**(bandage restraint) 常用于固定手腕和踝部。先用棉垫包裹手腕和踝部，再用宽绷带打成双套结，套在棉垫外，稍拉紧，以不脱出、不影响肢体血液循环为宜，然后将带子系于床架上(图5-5)。

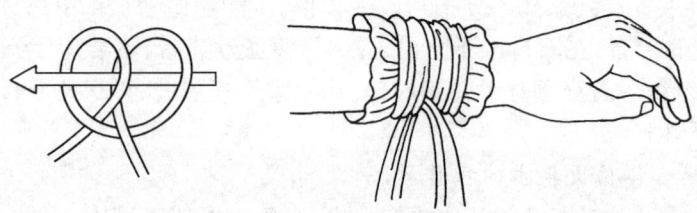

图5-5 宽绷带约束法

2. **肩部约束法**(shoulder restraint) 常用于固定双肩，限制患者坐起。患者两肩部套上袖筒，腋窝处衬棉垫，两细带在胸前打结，两宽带系于床头(图5-6)。

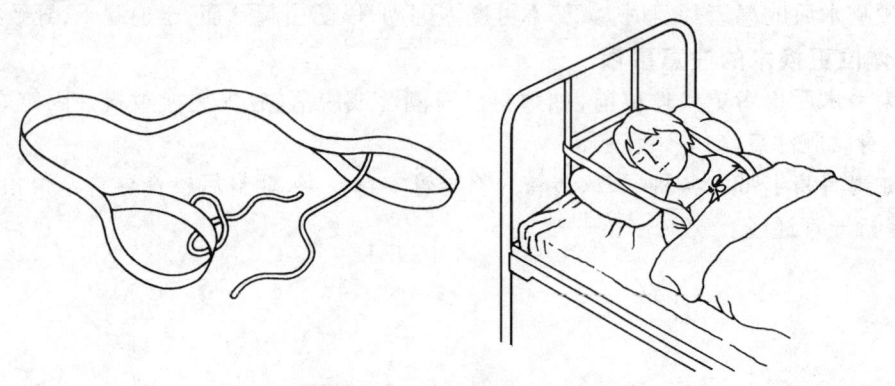

图5-6 肩部约束法

3. **膝部约束法**(knee restraint) 常用于固定膝部，限制患者下肢活动。两膝衬棉垫，约束带横放在两膝上，宽带下的两头带分别固定一侧膝关节，宽带两端系于床架上(图5-7)。

四、注意事项

(1) 约束带下放棉垫，约束带固定松紧适度，15~30 min观察受约束部位的末梢循环情况1次，2 h放松约束带1次，必要时进行局部按摩，促进血液循环。使用时保持患者肢体及关节处于功能位置，并协助患者经常更换体位。

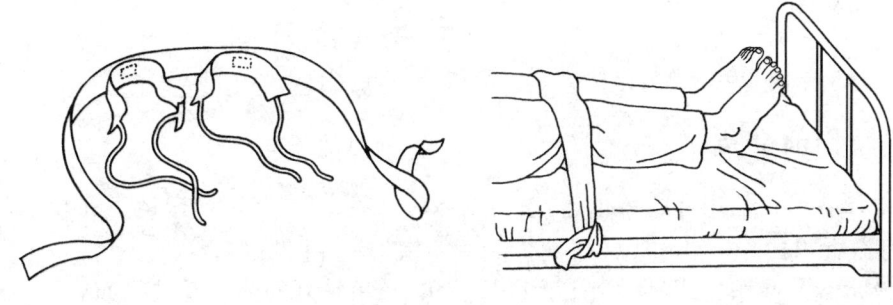

图 5-7 膝部约束法

(2) 约束带打结处不让患者双手触及,也不能只约束单侧上肢或下肢,以免患者解开套结发生意外。

(3) 确保患者能随时与医护人员联系,如呼叫对讲器放在患者可触及的地方,或有人陪护等,并保证被约束者不受他人侵犯,保证患者安全。

(4) 做好记录。包括约束的原因、目的、时间、约束带的数目、约束部位、每次观察的结果、护理措施和解除约束的时间等,操作者签名,并做好交接班。

患者安全

约束术是一项保护患者安全的措施,但同时也可能对患者造成生理、心理和社会层面的不良影响。长时间被约束的患者容易发生皮肤组织破损、压疮、尿路感染、肌肉失用性萎缩、臂丛神经麻痹和损伤及呼吸道感染等并发症。因此,采取约束术前,应向患者或家属详细解释约束的必要性和不良反应,取得患者的理解和同意。尊重患者的知情同意权能有效避免护患纠纷的隐患。据不完全统计,美国整个20世纪90年代精神科赔偿金额中,近58%是用于这类赔偿。我国《执业医师法》第26条规定:"医师应当如实向患者或家属介绍病情,但应注意避免对患者产生不利后果,医师进行试验性临床治疗,应当经医院批准并征得患者本人或其家属同意。"《上海精神卫生条例》作为我国第一个地方性精神卫生法规,其第32条对约束保护做了规定:是出于医疗需要或者为防止发生意外;禁止采用该方式惩罚精神疾病患者;采取保护性约束措施应由精神执业医师决定;在病程记录内记载和说明理由;病情稳定后,应当解除有关措施。美国法律明文规定,患者有权不接受加诸在其身上的约束。

第三节 搬运技术

搬运患者是医疗过程中常常遇到的一个工作程序,传统方法以人工搬运为主。根据病情需要和患者体重特点,分别采用挪动法、轮椅运送法、一人搬运法、二人搬运法、三人搬运法和四人搬运法等搬运技术(transfer techniques)。本节仅介绍二人搬运法和四人搬运法。

一、目的

护送不能起床的患者入院、作检查、治疗、手术或转运。

二、操作前准备

1. **患者准备** 评估患者的体重、病情与躯体活动能力,向其解释搬运步骤和配合要点,行床挡保护者撤下床挡。

2. **用物准备** 平车(性能良好,上置以橡胶单、布单铺好的垫子及枕头),带套的毛毯或棉被。如为骨折患者,应有木板垫于车上,如系颈椎、腰椎骨折或病情较重的患者,应备有帆布中单或布中单(质量牢固,能承受患者的体重)。

3. **环境准备** 环境宽敞,利于操作。

三、操作步骤

1. **二人搬运法(2 - person transfer)** 适用于不能自行活动或体重较重的患者。

(1) 将床旁椅移至对侧床尾,松开盖被,协助患者穿好衣服;推平车至床尾,使平车头端与床尾呈钝角,并用制动闸止动。

(2) 两位操作者站在床的同侧,协助患者将上肢交叉于胸前。操作者两脚前后分开,稍屈膝,操作者甲一手托住患者头、颈、肩部,一手托住腰部;操作者乙一手托住患者臀部,一手托住腘窝处。两人同时抬起患者,稳步向平车移动,尽量使患者身体靠近搬运者,确保患者安全;将患者平放于平车中央,盖好盖被。

(3) 整理床单位,铺暂空床。安置患者于舒适体位,松开平车制动闸,护送患者去目的地。平车推进过程中进出门时应先打开门,不可用车撞门,以免引起患者不适和损坏设施。如平车两端各为大小轮,则以大轮端为头端,操作者站在患者头侧;推车时,平车小轮在前,转弯灵活;上下坡时,患者头部应位于高处,并嘱患者抓紧扶手,保证安全;车速适宜,不可过快;有输液、引流者应保持通畅。

2. **四人搬运法(4 - person transfer)** 适用于病情危重、颈腰椎骨折或体重较重的患者。

(1) 推平车至床旁,移开床旁桌椅,松开盖被,协助患者穿好衣服,在患者腰、臀部下方铺一帆布兜或中单;使平车与病床纵向平行放置,紧靠床边,平车头端靠近床头,用制动闸止动。

(2) 操作者甲、乙分别站在床头和床尾,操作者丙、丁分别站在平车及病床的两侧,甲托住患者的头、颈、肩部,乙托住患者的双腿,丙、丁分别抓住帆布兜或中单四角(图5-8)。

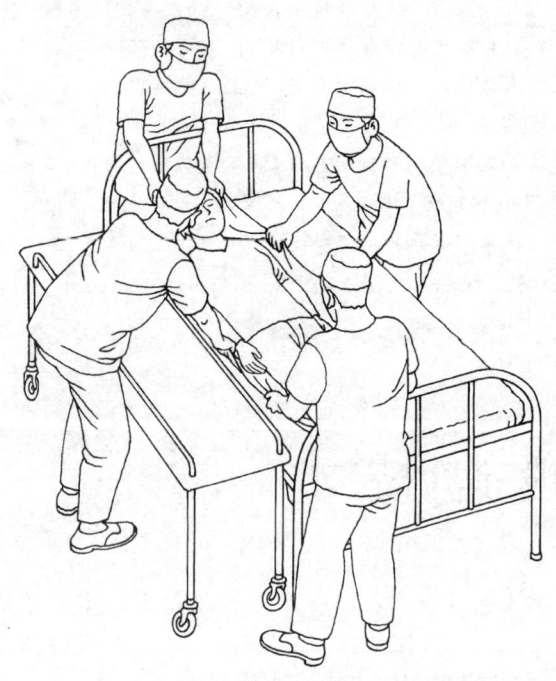

图5-8 四人搬运法

由一人喊口令,四人合力同时抬起患者向平车移动,将患者轻轻平放于平车中央,盖好盖被。

(3) 同"二人搬运法"。如为骨折患者,应先在车上垫木板,并固定好骨折部位,如为骨盆骨折患者,应使患者仰卧,双腿髋、膝关节半屈,大腿略外展;脊椎损伤患者,平车上垫硬木板,搬运时保持脊柱生理弯曲,并维持平直中立位;如为颈椎损伤患者,还应在头两侧用沙袋或垫子固定以防头部左右晃动;颅脑损伤、颌面部外伤及昏迷患者头偏向一侧。

附:其他搬运法

长期搬运患者容易导致工作人员的身体受到损伤,在英国每年大约有 3 000 多名医护人员因患有腰背伤而提前退休。现介绍几种搬运工具,既可以更加安全地搬运患者,又能减轻操作人员的劳力性损伤,提高工作效率。

1. 抓兜式升降车(sling lift) 是一种机械化工具,利用液压作用,像汽车修理厂里升降汽车的操作一样,通过抓兜式升降车完成患者的"升起、移动、下降"等搬运步骤,适用于体重较重的患者。该器械由升降机器、帆布抓兜组成(图 5-9)。操作步骤:① 患者取仰卧位,把帆布中单铺在患者肩部至膝盖下方。帆布四角留有连接口,便于与升降车的挂钩相连;帆布质地牢固,能承受患者的重量。② 调节升降机器手臂的高度,并通过手臂吊带的挂钩与帆布四角相连,检查连接是否牢固。③ 恰当放置轮椅或平车,与升降机器位于同侧。④ 启动机器的液压,升起患者,并移动患者到轮椅或平车上方,再轻轻放下患者,使患者平稳地落于轮椅或平车中央。⑤ 盖好盖被,整理床单位。抓兜式搬运法只需要两位操作者的配合,一位控制机器,另一位保护患者。但此搬运法在搬运过程中改变了患者的体位,故颈椎、腰椎骨折患者不适用。

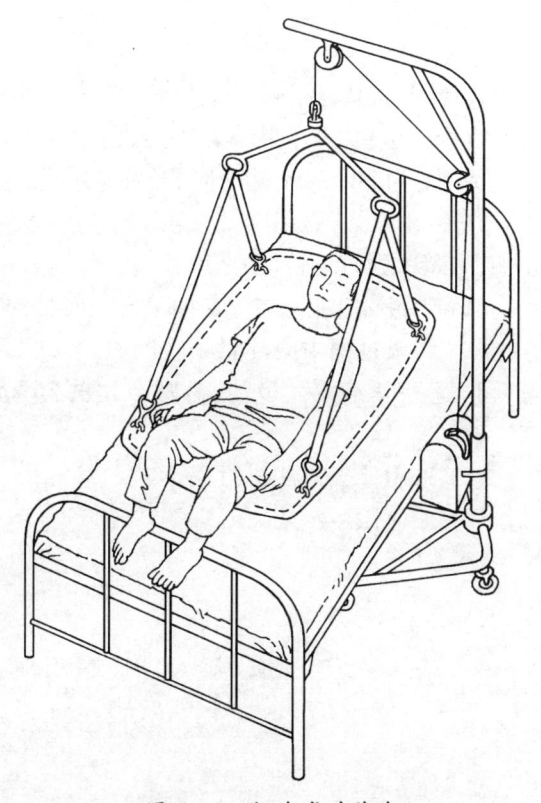

图 5-9 抓兜式升降车

2. 铲式担架(shovel stretcher) 该担架为铝合金结构,由可拆合、左右对称的两部分组成,其两端各有一开关按钮,控制担架的开合。此担架重量轻,体积小,拆合方便,拆开后大小约为普通担架的 1/2,形状似铲。担架两侧设有输液器插杆孔、手抬把手孔及连接引流管挂钩的孔隙。操作步骤:① 患者平卧,担架拆开,从患者两侧铲入,左右合拢,锁定开关,此时患者原位平卧在担架上。② 将患者抬上平车,推至病房,平放于病床上后,按压开关,担架左右分离,从患者身体两侧退出担架,此时患者又原位平卧在病床上。此过程对患者是整体移动,安全、平稳,颈椎、腰椎骨折患者也适用。

3. 过床板(slide board) 此板采用轻巧耐用的特殊高分子材料制成,薄而轻,正面是光滑面,反面是防滑面,两侧各有提携手柄,方便左右移动。滑板四周设计成弧形缘,可以任意方向、任意角度将滑板置入患者身体下方。操作步骤:① 患者平卧,提起床上中单,使接运车紧贴在床的一旁。② 两名操作者分别站在患者与接运车两侧。转移者站在患者一边,伸手向前抓住在患者肩和骨盆水平方向的中单,将患者略倾向转移者的方向;接收者站在接运车一边,把过床板的边缘滑向患者的下面,转移者随即把患者放下。③ 过床板置于中单下面,一半在床,一半在接收车上,形成一个平滑的桥梁。接运者抓着在患者胸和股骨中段水平的中单,将患者拖向自身方向,同时转移者亦协助轻轻抬高患者,使患者舒适、平稳地滑到接运车的中央。④ 转移者紧握手术过床板手柄并将板拿走。⑤ 安置患者于舒适体位,推接运车护送患者去目的地。

(杨晓玮 郭 趣)

思 考 题

1. 患者高某,男,42岁,工人。交通意外致伤,神志昏迷,入院诊断为颈椎骨折,右下肢骨折。行颅骨牵引、右下肢石膏固定,留置尿管,静脉输液。

请问:为患者高某翻身时,应注意哪些问题?

2. 患儿丁某,男,5岁,患腮腺炎,高热头痛,体温39~40℃,持续8 d不退,现精神委靡,四肢抽搐,颈项强直。请问:

(1) 为保证患儿安全,应暂时给予何种约束术?

(2) 约束过程中应注意哪些问题?

3. 患者李某,女,50岁,教师。体重55 kg,不慎摔伤导致股骨颈骨折,现需护送患者作检查。请问:

(1) 采用什么方法进行搬运?

(2) 如何搬运?

第六章 促进排尿技术

排尿,早在3000年前,古埃及就有了用柔软性较好的金子做成导管引流尿液的记载;我国晋朝葛洪所著《肘后方》中也有筒吹导尿术的记载:"小便不通,土瓜捣汁,入少水解之,筒吹入下部";唐代医中之圣孙思邈改进了前人的"筒吹导尿术",采用细葱管进行导尿;明代医家杨拱用翎管代替了葱管。在明代导尿术不仅得到理论上的认可,并成为今后治疗尿潴留患者的常规方法之一。

随着西方医学的发展,1860年法国医生拿力敦(Auguste Nelaton)发明了橡胶管导尿后,使导尿术前进了一大步;英国医生利斯特(Joseph Lister)将消毒法运用到导尿术中,降低了感染的发生,增加了此项操作的安全性和科学性。

第一节 概 述

排尿技术是临床上常用的重要技术之一,它包括诱导排尿、针灸排尿、药物排尿和导尿术等。导尿等排尿技术的发明,解除了人们因尿潴留带来的痛苦,也体现了人类的聪明才智。

排尿是人体的基本生理需要之一,也是维持生命的必要条件。因此,医生必须掌握与排尿有关的知识和技能,帮助患者维持正常的排泄功能。

一、尿道的解剖特点

尿道是尿液排出体外的通道,与膀胱相接处称为尿道内口,与体表相接处称为尿道外口,为尿道的末端。尿道内口周围有膀胱括约肌(内括约肌)环绕。尿道穿过尿生殖膈处有尿道括约肌(外括约肌)环绕,可随意识控制尿道的开闭。男女尿道的解剖结构有很大的差异。

男性尿道全长18~20 cm,管径平均5~8 mm,男性尿道有三个狭窄,即尿道内口、膜部及尿道外口,膜部是尿道穿过尿道生殖膈的部分,周径约2.5 cm,是除尿道口以外最狭窄的部分,所以在进行导尿操作通过该部位时比较困难,容易造成损伤;两个弯曲即耻骨前弯与耻骨下弯,当阴茎被提起靠向腹前壁60°时,耻骨前弯可以消失。耻骨下弯固定无变化。

女性尿道长4~5 cm,与男性尿道相比具有短、直、粗,富于扩张性等特点。由于女性尿道外口位于阴蒂下方,与阴道口、肛门相邻,所以更容易发生尿道感染。

二、异常排尿的类型

(一) 尿潴留(retention of urine)

尿液大量存留在膀胱内而不能自主排出。当发生尿潴留时,膀胱的容积可增至 3 000~4 000 ml。

尿潴留时膀胱高度膨胀,顶部可达到脐部,膀胱壁变薄。患者主诉下腹胀痛,排尿困难。体检可见耻骨上膨隆,可触及囊样包块,叩诊呈实音,有压痛。

1. 分类 根据尿潴留的性质,将其分为急性和慢性尿潴留。

(1) 急性尿潴留:急性尿潴留的表现为患者突然不能排尿,尿液滞留于膀胱,致膀胱胀满,但不能排出。产生原因主要是由于膀胱出口以下尿路严重梗阻,如尿道损伤、前列腺增生、脊髓麻醉、腹部或会阴部手术后不敢用力排尿等。也可见于因排尿习惯改变、某些心理因素、留置导尿管拔除后不适应等原因而引起的急性尿潴留。

(2) 慢性尿潴留:慢性尿潴留临床上表现为病程长、排尿困难、耻骨上区胀满不适、严重时可出现充盈性尿失禁。产生原因主要是由于膀胱颈部以下不完全梗阻,如尿道狭窄、尿道内有异物、肿瘤或神经源性膀胱等。

2. 解除尿潴留的方法

(1) 心理治疗:尿潴留可引发患者产生紧张、焦虑等不良情绪,医生应针对患者不同的心理问题,给予解释和安慰,从而间接缓解膀胱括约肌的痉挛,有利解除尿潴留。

(2) 诱导排尿:由于排尿是一种条件反射,因此可以利用暗示的方法促进排尿,如用温水冲洗外阴部、听流水或口哨的声音等。这种方法对于因排尿习惯改变、留置导尿管拔除后不适应等引起的急性尿潴留有较好的效果。

(3) 针刺:采用针刺中极、曲谷、三阴交等穴位的方法,刺激排尿。

(4) 热敷、按摩:热敷是利用热使肌肉放松,达到促进排尿的目的。按摩也可促进排尿,但须在病情允许时使用,用手掌从患者膀胱底部向尿道方向至耻骨联合处进行推移按摩,用力均匀,重复操作,直至排尿。操作时切记不可强力按压,以防膀胱破裂。

(5) 调整体位和排尿姿势:在病情允许的前提下,协助患者采取适当的体位,尽可能满足患者习惯的排尿姿势。

(6) 药物治疗:可肌内注射卡巴胆碱治疗尿潴留,还可用开塞露2支肛塞,用于治疗急性尿失禁。

开塞露治疗尿潴留机制:开塞露的主要成分是甘油,通过甘油直接刺激直肠壁,促进肠蠕动,通过神经反射引起排便,同时反射性兴奋盆腔神经,引起膀胱逼尿肌收缩及膀胱内括约肌松弛,加之排便时腹直肌及膈肌收缩,腹内压及膀胱内压增高,而促使尿液排出。

(7) 经上述处理仍不能解除尿潴留时,可采用导尿术。

(二) 尿失禁(incontinence of urine)

根据国际尿控协会(International Continence Society, ICS)的定义,尿失禁是指排尿失去意识控制,尿液不自主地排出。可对社会活动和个人卫生造成不良的影响。

1. 分类 根据尿失禁发生的原因不同,将其分为如下几类。

(1) 真性尿失禁:指膀胱失去控制排尿的能力,尿液连续不断地从膀胱流出,膀胱呈空虚状态。常见于排尿反射活动失去大脑皮层控制,如昏迷、截瘫;各种原因导致的膀胱颈和尿道括约肌损伤,如手术、分娩;先天性或后天获得性神经源性疾病。还可见于女性尿道口异位、膀胱阴道瘘等。

(2) 假性尿失禁(充盈性尿失禁):因膀胱过度胀满,膀胱内压力大于尿道阻力使少量尿液溢出。当膀胱内压降低时,排尿立即停止,但膀胱仍呈胀满状态而不能排空。见于各种原因引起的慢性尿潴留患者,如脊髓下部损伤、老年前列腺增生患者等。

(3) 压力性尿失禁:当腹内压突然增高导致尿液不随意地流出,如咳嗽、喷嚏、大笑、屏气、上下楼梯、从高处跳下等,这时腹内压增加导致膀胱内压增加,超过尿道压力时发生漏尿,其原因是由于膀胱括约肌张力下降、盆底肌肉及韧带松弛或者肥胖所致。主要见于中老年女性。

(4) 急迫性尿失禁:由于膀胱不随意地收缩,出现严重的尿频、尿急、不能控制尿液而出现的尿失禁,常见于帕金森综合征、卒中偏瘫的患者、严重的膀胱炎患者、膀胱过敏的患者、神经源性膀胱及前列腺增生患者等。

2. **重建正常的排尿功能**

(1) 心理治疗:任何一种原因引起的尿失禁,都会使患者产生精神苦闷、抑郁、羞愧等心理压力,并给患者的社会活动和日常生活带来许多不便。医务人员应尊重、理解和同情患者,帮助患者树立信心,积极配合治疗。

(2) 摄入足够的液体:在病情允许的情况下,指导患者白天摄入约 2 500 ml 的液体,促进排尿反射的产生。入睡前应限制饮水,减少夜间排尿次数,避免影响患者休息。

(3) 建立规则的排尿习惯:定时排尿,初始时白天每 1～2 h 排尿 1 次,夜间每隔 4 h 间排尿 1 次,间隔时间逐渐延长,逐步建立规则的排尿习惯。

(4) 锻炼盆底部肌肉:指导患者进行盆底部肌肉的锻炼,增强控制排尿的能力。患者取立位、坐位或卧位均可,试做排尿动作,先慢慢收紧盆底部肌肉,产生盆底肌上提的感觉,保持 3 s,再缓缓放松。盆底肌肉一次收缩和松弛用时约 10 s,连续 10 次,每日进行数次,以不觉疲乏为宜。

(5) 膀胱功能训练:是一种通过抑制排尿感觉而推迟排尿,逐渐增加排尿间隔时间而增加膀胱容量的方法,达到提高患者的自控排尿能力的目的。适用于由于逼尿肌不稳定或兴奋所致的尿失禁。

除帮助尿失禁患者重新建立正常的排尿功能外,临床上还使用尿垫、外部引流及留置导尿等方法降低尿失禁对患者产生的社会活动、个人卫生等方面的影响。

患者隐私

患者隐私是指患者心中不愿告诉他人的秘密,主要包括个人身体秘密、身世及历史秘密、家庭生活秘密。美国健康问题隐私机构指出,没有足够的隐私保护,患者在担心他们的健康信息被不合理利用的同时,健康指数也会受到明显的影响。目前在医疗卫生服务领域,患者的法律保护意识正在逐步增强,对个人隐私也有一定的认识,虽然医护人员对涉及患者病史的隐私有知晓的权利,但更应该强化对患者隐私保护的意识,不能随意泄露,避免发生因隐私泄露而对患者造成身心的伤害。在诊疗活动中,更应时刻注意保护患者的隐私,如进行需要暴露患者身体隐私部位的医疗活动时,应为患者遮挡,避免其他人甚至家属在场。虽然医学教学离不开真实患者的临床实践教学,但是,患者的隐私保护权利是应该首先被满足的。(摘自肖丽华.患者隐私保护需求调查与护理对策.当代护士,2008,8:109～110.)

第二节 常用导尿技术

导尿术(catheterization)广义的概念是指将尿液引流排出体外的技术总称。狭义的概念是指运用无菌技术,将导尿管经尿道插入膀胱引流出尿液的方法。导尿术是一项侵入性的技术,很多因素如操作不当可造成膀胱、尿道黏膜的损伤;物品被污染、违反无菌操作规程等可导致泌尿系统的感染。因此,导尿术必须严格按照操作规程和执行无菌技术操作的原则。

根据导尿管在膀胱内存留的时间不同,导尿术可分为一次性导尿、留置导尿和间歇性导尿三种。

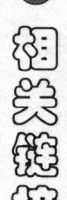

电刺激技术在排尿功能障碍治疗中的应用

电刺激是指用特定的参数的电流,刺激盆腔组织器官或支配它们的神经纤维和神经中枢,通过对效应器的直接作用、或对神经通活动的影响,改变膀胱/尿道的功能状态,以改善储尿或排尿功能。随着对下尿路神经及神经反射通路的认识的深入,以及电刺激仪器设备和治疗方法的不断改进,目前,电刺激技术已成为下尿路功能障碍疾病的治疗方法之一,并日渐成为部分排尿功能障碍疾病的主要治疗方法。(摘自田晓军等. 骶神经前根电刺激治疗脊髓损伤患者排尿功能障碍. 中华泌尿外科杂志,2008,29:1.)

一、一次性导尿术

一次性导尿术(non retention catheterization)是指运用无菌技术,将导尿管经尿道插入膀胱引流出尿液后,即刻拔除导尿管的方法。

(一) 目的

1. 诊断性导尿

(1) 测定膀胱容量、压力及检查膀胱残余尿。

(2) 注入造影剂诊断某些膀胱或尿道病变。

(3) 留取不受污染的尿标本作细菌培养。

2. 治疗性导尿

(1) 解除各种原因所致的急、慢性尿潴留。

(2) 为膀胱肿瘤患者进行膀胱化疗。

(二) 操作前准备

1. 患者准备

(1) 向患者和家属解释导尿的目的、过程和注意事项,患者知情并学会如何配合操作。

(2) 清洁外阴(有自理能力),做好导尿的准备。

2. 用物准备

(1) 初步消毒包：弯盘1个,治疗碗内盛消毒液棉球10余个粘膜碘,血管钳1把,手套1只或指套2只。

(2) 无菌导尿包：弯盘1个,单腔导尿管10、12号各1根,小药杯1个(内盛4个棉球),血管钳2把,滑油棉签,标本瓶1个,洞巾1张,治疗巾1张,包帕1张。也可用一次性导尿包(商家提供)。

(3) 其他：小无菌持物钳1套,无菌手套1双,消毒溶液,男患者另备无菌纱布罐,小橡胶单和治疗巾1套,浴巾1条,便盆及便盆巾,屏风。治疗车1辆。

3. 环境准备　调节光线和室温,屏风遮挡患者。

4. 操作者准备　服装整洁,洗手,戴口罩。

(三) 操作步骤

(1) 用物携带至患者床旁,核对患者的床号、姓名。

(2) 移床旁椅于操作的同侧床尾,将便盆放床旁椅上。松开床尾盖被。帮助患者脱去对侧裤腿,盖在近侧腿部并盖上浴巾,对侧腿用毛巾被或盖被遮盖,注意保护患者。

(3) 体位：取屈膝仰卧位,两腿略外展,暴露外阴。

(4) 垫巾：将小橡胶单和治疗巾垫于患者臀下,弯盘置于患者外阴旁,治疗碗放置在弯盘后,准备进行初步消毒。

(5) 根据男、女患者尿道的解剖特点进行导尿。

女患者导尿术：

1) 初步消毒：一手戴手套,一手持血管钳夹取棉球依次消毒阴阜、大阴唇,再用戴手套的手分开大阴唇,消毒小阴唇和尿道口(消毒顺序为由外向内,自上而下;每个棉球限用1次)。污棉球放在弯盘内。初步消毒完毕,脱下手套置弯盘内,移至床尾。

2) 打开导尿包：在患者两腿之间打开导尿包包布,用无菌持物钳暴露小药杯,倒消毒液于药杯内,浸湿棉球。

3) 戴无菌手套,铺洞巾,使洞巾和治疗巾内层形成无菌区。

4) 排列用物：按操作顺序整理用物,选择合适的导尿管用润滑油润滑导尿管前段,以减少插管时的阻力。

5) 消毒尿道口：一手拇指、示指分开并固定小阴唇,一手持血管钳夹取消毒棉球,再次消毒尿道口、两侧小阴唇,消毒尿道口时停留片刻,使消毒液充分与尿道口黏膜接触,达到消毒的目的(消毒顺序为内→外→内,自上而下)。污棉球、小药杯及消毒用的血管钳放置在床尾弯盘内。

6) 插管：一手继续固定小阴唇,一手将无菌治疗碗或弯盘移至洞巾口旁,用另一血管钳夹持已润滑的导尿管对准尿道口轻轻插入尿道4～6 cm,见尿液流出再插入1～2 cm,固定导尿管,将尿液引入弯盘内。

7) 根据需要引留尿液或留取标本后拔管。

8) 操作后处理：协助患者穿好裤子,安置舒适体位,物品分类处置,洗手记录。

男患者导尿术：

1) 初步消毒：一手戴手套,一手持血管钳夹消毒液棉球进行初步消毒,依次为阴阜、阴茎、阴囊。左手用无菌纱布裹住阴茎将包皮向后推,暴露尿道口,旋转擦拭尿道口、龟头和冠状沟,污棉球、手套置弯盘内,移至床尾。

2) 打开导尿包:在患者两腿之间打开导尿包包布,用无菌持物钳暴露小药杯,倒消毒液于小药杯内。

3) 戴无菌手套,铺洞巾,使洞巾与治疗巾内层形成无菌区。

4) 排列用物,润滑尿管:按操作顺序整理用物,选择合适的导尿管,润滑导尿管前段,以减少插管时尿道的阻力,避免尿道黏膜的损伤。

5) 再次消毒尿道口:一手用无菌纱布裹住阴茎将包皮向后推,暴露尿道口。另一手用血管镊夹消毒棉球再次消毒尿道口、龟头及冠状沟数次。污棉球、血管镊置床尾弯盘内。

6) 插管:固定阴茎并提起使之与腹壁成 60°角,使耻骨前弯消失利于尿管的插入(图 6-1)。用另一血管钳夹持导尿管前端,对准尿道口轻轻插入 20~22 cm,见尿液流出后,再插入 1~2 cm,将尿液引流置治疗碗或弯盘内。

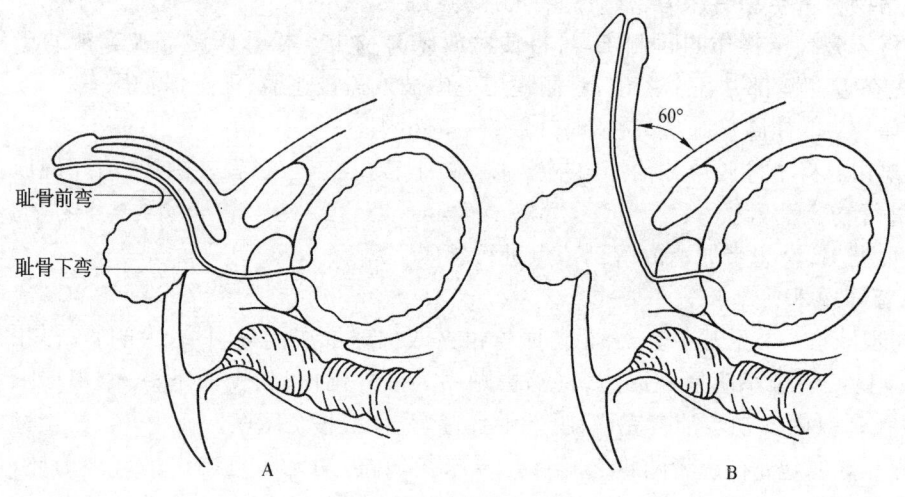

图 6-1 男患者导尿法

(四) 注意事项

(1) 严格执行查对制度和无菌操作技术原则。

(2) 注意保暖与保护患者的隐私。

(3) 为女患者插管时,如导尿管误入阴道,应更换导尿管重新插入,防止泌尿系统的感染。

(4) 膀胱高度膨胀且又极度虚弱的患者,第一次放尿不超过 1 000 ml。因为大量放尿,使腹腔压力突然降低,血液大量滞留在腹腔血管中,导致血压下降;同时,由于膀胱内压力突然减低,引起黏膜急剧充血而发生血尿。

二、留置导尿管术

留置导尿管术(retention catheterization)是指在导尿后将导尿管保留在膀胱内,引流尿液的方法。

(一) 目的

(1) 为盆腔手术排空膀胱,使膀胱持续保持空虚,避免术中误伤。

(2) 某些泌尿系统疾病手术后留置导尿管,便于引流和冲洗,并减轻手术切口的张力,促进切口的愈合。

(3) 为尿失禁或会阴部有伤口的患者引流尿液,保持会阴部的清洁干燥。

(4) 为尿失禁患者行膀胱功能训练。

(5) 抢救危重、休克患者时正确记录每小时尿量、测量尿比重,以密切观察患者的病情变化。

(二) 操作前准备

1. **患者准备** 患者及家属了解留置导尿的目的、过程和注意事项并知情,学会在活动时如何防止导管脱落等,如患者不能配合时,请人协助维持适当的姿势。

2. **用物准备** 同导尿术用物,另备无菌双腔气囊导尿管 1 根,10 ml 无菌注射器 1 副,无菌生理盐水 10～40 ml,无菌集尿袋 1 只,橡皮圈 1 个,安全别针 1 个。

3. **其他准备** 同前。

(三) 操作步骤

(1) 同女病人导尿术(1)～(5)。

(2) 导尿:消毒与插管方法同导尿术。

(3) 双腔气囊导尿管固定法(图 6-2):根据导尿管上注明的气囊容积向气囊注入等量的 0.9%氯化钠溶液,轻拉导尿管有阻力感,即证实导尿管固定于膀胱内。注意膨胀的气囊不能卡在尿道内口,以免气囊压迫膀胱壁,造成黏膜的损伤。

(4) 连接集尿袋:将导尿管尾端与集尿袋的引流管接头连接,开放导尿管。再用橡皮圈、安全别针将集尿袋的引流管固定在床单上。固定时注意引流管要留出足够的长度,防止因翻身牵拉,使尿管滑出。

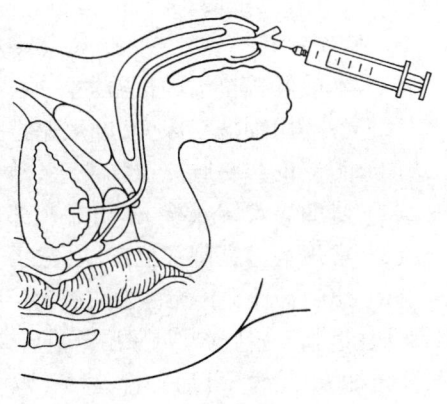

图 6-2 气囊导尿管固定法

(5) 协助患者穿好裤子,安置患者于舒适的卧位。整理床单位,物品分类处置,洗手记录。

(四) 注意事项

(1) 防止泌尿系统逆行感染

1) 保持尿道口清洁,女患者用消毒液棉球擦拭外阴及尿道口,男患者用消毒液棉球擦拭尿道口、龟头及包皮,每天 1～2 次。

2) 每日定时更换集尿袋,及时排空集尿袋,并记录尿量。

3) 每周更换导尿管 1 次,硅胶导尿管可酌情延长更换周期。

(2) 鼓励患者多饮水,达到自然冲洗尿路的目的。

(3) 训练膀胱反射功能,可采用间歇性夹管方式。夹闭导尿管,每 3～4 h 开放 1 次,使膀胱定时充盈和排空,促进膀胱功能的恢复。

(4) 观察尿液情况,发现尿液混浊、沉淀、有结晶时,应及时处理,每周尿常规检查 1 次。

三、耻骨上膀胱穿刺术

耻骨上膀胱穿刺(suprapubic bladder puncture)是指用膀胱穿刺套管针做耻骨上膀胱穿刺后插入导尿管引流尿液的方法。耻骨上膀胱穿刺适用于需行耻骨上膀胱造瘘而不必探查膀胱,或处理膀胱内病变者,尤对解除急性尿潴留而又不能经尿道插入导尿管者更为适用(图6-3)。

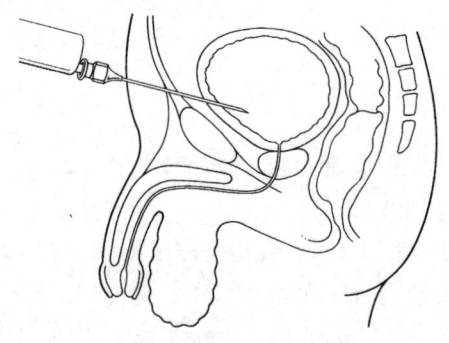

图6-3 耻骨上膀胱穿刺术

1. 适应证
(1) 急性尿潴留导尿未成功者。
(2) 需膀胱造口引流者。
(3) 经穿刺采取膀胱尿液作检验及细菌培养者。
(4) 小儿、年老体弱不宜导尿者。

2. 穿刺部位 耻骨联合中点上1~2 cm处。

3. 用物准备 治疗盘内备膀胱穿刺包(内有治疗巾1块,洞巾1块,无齿镊1把,止血钳1把,布巾钳2把,膀胱穿刺针1套或9号针头1枚,弯盘1个,药杯2个,5 ml及50 ml注射器各1副,6号7号针各1枚,纱布3块,棉球数个),2%碘酒,70%酒精,持物钳,无菌手套,胶布,2%普鲁卡因2支,治疗巾,1 000 ml量杯,另备便盆。

4. 操作步骤
(1) 术前做普鲁卡因试验。
(2) 备齐用物携至床旁,屏风遮挡患者,并向其介绍膀胱穿刺的目的与方法,取得合作。
(3) 叩诊证实膀胱充盈。洗手,戴口罩,打开膀胱穿刺包。
(4) 协助患者解衣裤,露出穿刺部位。治疗巾垫于患者臀下。
(5) 常规消毒穿刺部位皮肤,戴手套,铺洞巾,以布巾钳固定,行局部麻醉。
(6) 穿刺针栓部接无菌橡皮管,并用止血钳夹紧橡皮管,左手拇、示指固定穿刺部位,右手持穿刺针垂直刺入膀胱腔,见尿后再进针1~2 cm,然后在橡皮管末端套上50 ml注射器,松开止血钳,开始抽吸,满50 ml后夹管,将尿液注入量杯,如此反复操作。膀胱过度膨胀者,每次抽出尿液不得超过1 000 ml,以免膀胱内压降低,而导致出血或休克的发生。必要时留标本送验。
(7) 抽毕,用碘酒消毒穿刺点,盖以纱布,胶布固定,帮助患者卧床休息。
(8) 整理床单位,清理用物,记录尿量及性质。

间歇性导尿术

1844年由Stromeyer提出并在临床应用间歇性导尿术(intermittent catheterization program, ICP)。1947年,Guttmann提出了无菌性间歇性导尿术(sterile intermittent catheterization, SIC);1971年,Lapides等提出清洁间歇性自家导尿术(clean intermittent self catheterization, CISC),并用于脊髓损伤(spinal cord injury, SCI)患者的治疗,取得了引人注目的成果。

间歇性导尿是指一昼夜间每4~8 h导尿一次。目的是防止因长期留置尿管而导致的泌尿系感染,同时可以训练膀胱的反射性排尿,以接近正常的排尿模式。适用对象为脊髓损伤后的排尿障碍患者;尿失禁患者;骨盆手术后患者;脑血管意外患者及老年人。间歇性导尿禁用于膀胱容量过小与前列腺肥大的患者。

[摘自刘巧梨.间歇导尿对脊髓损伤患者排尿功能的影响.护士进修杂志,2005, 20(8):845.]

附：膀胱冲洗

膀胱冲洗(bladder irrigation)是利用三腔导尿管,将溶液灌入到膀胱内,再利用虹吸原理将灌入的液体引流出来的方法。

(一) 目的

(1) 对留置导尿管的患者,保持其尿液引流通畅。

(2) 清洁膀胱,清除膀胱内的血凝块、黏液、细菌等异物,预防感染。

(3) 治疗某些膀胱疾病如膀胱炎,膀胱肿瘤。

(二) 操作前准备

1. 患者准备 患者及家属了解膀胱冲洗的目的、过程和注意事项,患者知情并学会在操作时如何配合。

2. 用物准备(密闭式膀胱冲洗术)

(1) 无菌棉球盒,膀胱冲洗装置 1 套,血管钳 1 把,开瓶器 1 个,输液调节器 1 个,输液架 1 个,输液吊篮 1 个,弯盘 1 个,便盆及便盆巾。

(2) 常用冲洗溶液:生理盐水、0.02%呋喃西林液、3%硼酸液。灌入溶液的温度为 38~40℃。若为前列腺肥大摘除术后患者,用冰生理盐水灌洗。

3. 环境准备 酌情屏风遮挡。

4. 操作者准备 服装整洁,洗手,戴口罩。

(三) 操作步骤

(1) 携用物携带至患者床旁,核对患者的床号与姓名。

(2) 导尿、固定:按留置导尿术插好并固定导尿管,并排空膀胱。当膀胱内压降低后,冲洗液顺利滴入膀胱。

(3) 冲洗膀胱(图 6-4)

1) 用开瓶器启开冲洗液瓶铝盖中心部分,常规消毒瓶塞,打开膀胱冲洗装置,将冲洗导管针头插入瓶塞,将冲洗液瓶倒挂于输液架上,排气后用血管钳夹闭导管。

2) 分开导尿管与集尿袋引流管接头连接处,消毒导尿管口和引流管接头,将导尿管和引流管分别与"Y"形管的两个分管相连接,"Y"形管的主管连接冲洗导管。

3) 关闭引流管,开放冲洗管,使溶液滴入膀胱,调节滴速。待患者有尿意或滴入溶液 200~300 ml 后,夹闭冲洗管,放开引流管,将冲洗液全部引流出来后,再夹闭引流管。

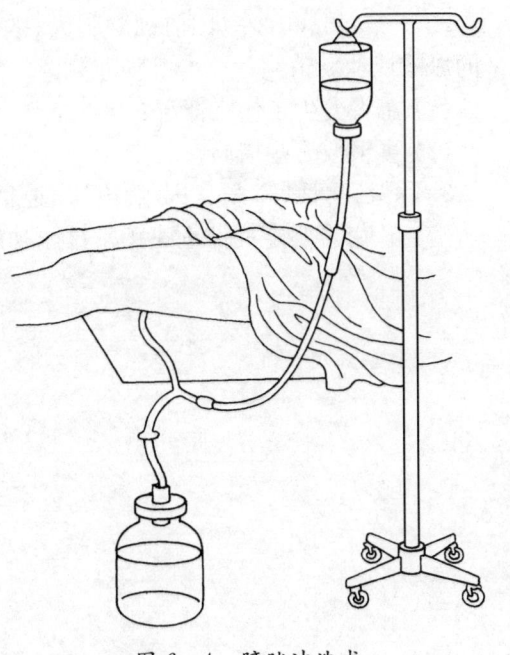

图 6-4 膀胱冲洗术

4) 按需如此反复冲洗。

5) 冲洗完毕,取下冲洗管,消毒导尿管口和引流管接头并连接。

6) 清洁外阴部,固定好导尿管。如系注入药物,可根据治疗需要,注药毕拔除导尿管。

7）协助患者取舒适卧位,整理床单位,清理物品。

8）洗手,记录冲洗液名称、冲洗量、引流量、引流液的性质,冲洗过程中患者的反应等。

(四) 注意事项

(1) 严格执行无菌技术原则。

(2) 冲洗液瓶内液面距床面约 60 cm,以便产生一定的压力,使液体能够顺利滴入膀胱。

(3) 液体的滴速一般为 60~80 滴/min,不宜过快,以防患者尿意强烈,膀胱收缩,迫使冲洗液从导尿管侧溢出尿道外。

(4) "Y"形管须低于耻骨联合,以便引流彻底。

(5) 避免用力回抽造成黏膜损伤。在冲洗过程中若流出量少于灌入的液体量,应考虑是否血块或脓液阻塞,可增加冲洗次数或更换导尿管。

(6) 冲洗时嘱患者深呼吸,减少疼痛。若患者感到腹痛、腹胀应暂缓冲洗。

(7) 冲洗后出血过多或血压下降时,应停止冲洗,给予处理。记录冲洗液量及性状。

(李跃跃 刘 芳)

思 考 题

1. 章某,女,27 岁。产后 6 h 未排尿,主诉下腹胀痛。体检:耻骨上膨隆,可触及囊样包块,叩诊呈实音,有压痛。请问:

(1) 章某发生了什么情况?

(2) 应采取哪些措施?

2. 王某,男,65 岁。因前列腺肥大、排尿困难行导尿术并留置导尿管。第三天发现引流出来的尿液混浊。请问:

(1) 患者发生了什么情况?

(2) 可采取哪些措施?

3. 徐某,男性,35 岁。因外伤致尿道括约肌损伤而发生尿失禁,患者因此常感到窘迫和自卑。请为该患者制定一份重建正常排尿功能的计划。

第七章 灌肠术

公元前1500年古埃及人就开始尝试将药物以溶液的形式灌入肠道治疗疾病。在公元前4~5世纪,古希腊医师希波克拉底就已经用文字记录了用灌肠法来治疗发热、身体不适等病症。17世纪法国贵族中开始盛行用灌肠术来清除体内的毒素来达到美容和养生的目的。到18世纪中期,灌肠设备有了大的改进,人们发明了靠重力或注射泵的压力来促进灌肠液流入肠道的灌肠器,结束了用手挤压灌肠囊灌肠的历史。祖国医学对灌肠疗法有着独特的贡献。张仲景在《伤寒杂病论》中首创了肛门栓剂和应用竹管进行灌肠。孙思邈所使用的灌肠器为竹筒,记载的方法包括吹法、射法和灌法。中药灌肠是一种简便有效的治疗方法,其适应证广,药物利用度高。19世纪末20世纪初,随着橡胶工业的发展,更为先进的灌肠器被运用在临床中。进入20世纪后,灌肠疗法在治疗保健中得以广泛应用。

第一节 概述

在实施灌肠技术前需了解肠道的解剖、排便的生理特点、异常排便型态。同时应严格执行查对制度,根据不同的病情准确选用不同的灌肠方法和灌肠溶液。注意关爱患者,保护患者隐私,根据患者的配合程度和对灌肠的耐受程度,采用相应的灌肠方法。

一、与排便有关的解剖与生理特点

(一) 大肠的解剖

人体参与排便运动的主要器官是大肠。大肠全长1.5 m,全程可分为盲肠、阑尾、结肠、直肠和肛管五个部分。盲肠为大肠的起始部,回肠末端向盲肠的开口称为回盲口,其内有上、下两片半月形的皱襞称回盲瓣,可阻止小肠内容物过快的流入盲肠,又可防止大肠内容物逆流。阑尾一般长6~8 cm,常与盲肠一起位于右髂窝内,其根部与盲肠的关系固定,位置可随盲肠的改变而变动,但其阑尾根部的体表投影点通常在右髂前上棘与脐连线的中、外1/3交点处,此点称为McBurney点,又称为麦氏点。结肠分升结肠、横结肠、降结肠和乙状结肠四部分,整体呈"M"形,包绕于空、回肠周围。直肠全长10~14 cm,在矢状面上形成两个弯曲:直肠骶曲和直肠会阴曲。肛管上续直肠,下端终于肛门,长约4 cm,肛门被肛门内外括约肌所包绕,平时处于收缩,是控制排便的重要肌束。

(二) 排便的生理

排便是一种反射活动,但是如果当时的条件不允许,大脑皮层可发出冲动下行,抑制脊髓腰骶部初级排便中枢的活动,抑制排便反射。正常情况下,直肠对粪便的压力刺激有一定的阈值,当达到阈值,即可引起便意。如果经常有意识遏制便意,直肠对粪便的压力刺激的敏感性逐渐消失,阈值升高。同时粪便若在大肠内停留过久,也会导致水分被吸收而变得干硬,不利于排出,从而出现排便异常的症状。

二、异常排便类型与临床表现

(一) 便秘(constipation)

1. **定义** 大便次数减少,一般每周少于3次,排便困难,粪便干结。便秘是临床上常见的症状,多长期持续存在,影响生活质量,病因多样,以肠道疾病最为常见,诊断时必须根据本人平时排便习惯,并慎重排除其他病因。

2. **原因** 进食量少或食物缺乏纤维素;生活无规律、工作时间变化;年老体弱或活动量少;长期滥用泻药导致对药物的依赖。某些器质性改变包括结肠良性或恶性肿瘤;腹腔或盆腔内肿瘤压迫;全身性疾病导致肠肌松弛。

3. **症状与体征** 粪块长时间停留在肠道内可引起腹痛、腹胀。可有下坠感和排出不尽感。同时如粪便停留时间过长,患者还可发生头昏、食欲不振、消化不良。

(二) 粪便嵌塞

1. **定义** 粪便嵌塞是指粪便持久滞留堆积在直肠内,坚硬不能排出。

2. **原因** 便秘未能及时解除,粪便滞留在直肠内,水分被持续吸收而乙状结肠推进的粪便又不断增加,最终使得粪便又大又硬不能排出,发生粪便嵌塞。

3. **症状与体征** 虽有排便冲动却无法排出粪便,肛门处可见有少量液化的粪便渗出。患者可发生腹胀、腹痛,直肠肛门疼痛等症状。

(三) 腹泻

1. **定义** 排便次数增多,粪质稀薄、水分增加,或带有黏液,脓血或未消化的食物。如排便次数增多(每日3次以上),或每天粪便增加(总量大于200 g/d),粪质稀薄(其中粪便含水量大于85%),则可认为是腹泻。

2. **原因** 急性腹泻多由病毒、细菌、真菌等感染引起的肠炎而导致,此外饮食不当,全身性感染也可发生急性腹泻。慢性腹泻主要与消化系统疾病,甲状腺功能亢进等内分泌疾病以及某些药物副作用有关。

3. **症状与体征** 疲乏、肠痉挛、腹痛、恶心、呕吐、肠鸣、有急于排便的需要和难以控制的感觉,粪便松散或呈液体状。

(四) 排便失禁

1. **定义** 肛门括约肌失去意识的控制而不自主地排便。

2. **原因** 神经障碍和肌肉的病变和损伤如瘫痪;胃肠道疾患;精神障碍、情绪失调等;先天性疾病引起的大便失禁如高位锁肛、发育不全婴儿,因先天性肛门括约肌不全而引起肛门失禁。

3. **症状与体征** 患者不自主排出粪便。

(五) 肠胀气

1. **定义** 胃肠道内有过量气体积聚,不能排出。
2. **原因** 胃肠疾病如急性胃炎、肠炎、完全或不完全性肠梗阻是引起肠胀气的主要原因;肝、胆、胰疾病均可引起消化吸收不良;手术后肠道功能未恢复均可导致肠胀气。
3. **症状与体征** 患者表现为腹部胀满、膨隆、痉挛性疼痛、嗝逆。叩诊呈鼓音。当肠胀气压迫膈肌和胸腔时,可导致呼吸困难。

> **相关链接**
>
> **中药灌肠**
>
> 世界上最早的药物灌肠术,是东汉时代张仲景的《伤寒杂病论》中记载的"蜜煎导法"。《伤寒论·阳明脉症辨证并治》中写道:"阳明病,自汗出。若发汗,小便自利者,此为津液内竭,虽鞭,不可攻之。当须自欲大便,宜蜜煎导而通之。若土瓜根及大猪胆汁,皆可为导。"这一段记载,是说从肛门里塞进用蜂蜜熬成的栓剂,这种栓剂一头钝尖,一头圆,从肛门塞进直肠,不久便可把大便导出。还有另外一个方法,就是用土瓜根和猪的胆汁,灌到直肠内去,得到通便的效果。《伤寒论》里的阳明病,是指发高烧的病症,大便好几天不解,积存在大肠内,就用蜜栓剂、土瓜根、猪胆汁。这些方法对于身体弱、年老的患者,比较合适。因为外感热病患者日久耗气伤津,大肠干枯,传导无力,不能用猛泻的方法,使身体更加衰弱,加重病情。蜂蜜具有益气补中,安五脏,润肠通便的功效,并不会伤及身体的正气。因此,这种方法是很科学的。
>
> (摘自中医药数字博物总馆)

第二节 常用灌肠技术

灌肠术(enema)是将一定量的液体从肛门经由直肠灌入到结肠,从而帮助患者清洁肠道、排便、排气或由肠道供给药物或营养,达到确定诊断和治疗目的的技术。

根据灌肠的目的可分为保留灌肠和不保留灌肠。不保留灌肠又可根据灌入的液体量分为大量不保留灌肠和小量不保留灌肠。如果为了清洁肠道而反复使用大量不保留灌肠则为清洁灌肠。

一、大量不保留灌肠

(一) 目的

(1) 软化粪便,解除便秘、肠胀气。
(2) 清洁肠道。为肠道手术、检查或分娩作准备。
(3) 稀释并清除肠道内的有害物质,减轻中毒。
(4) 灌入低温液体,为高热患者降温。

(二) 操作前准备

1. **患者准备** ① 了解患者的意识、心理状态及合作程度。② 向患者解释操作目的、主要步骤、配合要点以及相关事项,以取得患者和(或)家属对执行该操作的知情同意。③ 检查肛周皮肤状况。④ 高热患者用以降温时,需排空大小便。

2. **用物准备**　治疗盘内备消毒灌肠筒 1 套(橡胶管全长约 120 cm、玻璃接管、筒内盛灌肠液),肛管,血管钳(或液体调节开关),棉签和手套。治疗盘外备润滑剂,卫生纸,橡胶或塑料单,治疗巾,水温计,弯盘,便盆,便盆巾,输液架和屏风,灌肠溶液。灌肠溶液常用 0.1%～0.2%的肥皂液、生理盐水。成人每次用量为 500～1 000 ml,小儿 200～500 ml,1 岁以下小儿,每次 50～100 ml。溶液温度一般为 39～41℃,降温时用 28～32℃,中暑用 4℃ 0.9%氯化钠溶液。

3. **环境准备**　环境整洁,安静,关闭门窗,屏风遮挡。

4. **操作者准备**　服装整洁,洗手,戴口罩。

(三) 操作步骤

(1) 携用物至患者床旁,核对患者姓名、床号,必要时通过腕带核对信息。移床旁椅于同侧床尾,将便盆放在椅子上。

(2) 安置患者体位。协助患者取左侧卧位,该姿势使乙状结肠、降结肠处于下方,利用重力作用使灌肠液顺利流入乙状结肠和降结肠。双膝屈曲,褪裤至膝部,臀部移至床沿。臀下垫橡胶单和治疗巾,置弯盘于臀边。不能自我控制排便的患者可取仰卧位,臀下垫便盆。盖好被子,只暴露臀部,注意保暖,维护患者隐私,放松情绪。

(3) 挂灌肠筒。将灌肠筒挂于输液架上,筒内液面高于肛门 40～60 cm。以保持一定灌注压力和速度。灌肠筒过高,压力过大,液体流入速度过快,不易保留,而且易造成肠道损伤;灌肠筒过低,产生的压力小,使灌流液体的速度减慢。伤寒患者灌肠时灌肠筒内液面不得高于肛门 30 cm,液体量不得超过 500 ml。

(4) 连接导管。戴手套,连接肛管,润滑肛管前段,排尽管内气体,防止过多气体进入肠腔引起腹胀,夹管。

(5) 插管。左手垫卫生纸分开肛门,暴露肛门口,嘱患者深呼吸,右手将肛管轻轻插入直肠(成人 7～10 cm,小儿 4～7 cm)。插管时要顺应肠道解剖结构,勿用力,防止损伤肠黏膜。如插入受阻,可退出少许,旋转后缓缓插入(图 7-1)。

(6) 灌注和观察。液体灌注过程中需密切观察筒内液面下降和患者的情况。如患者感觉腹胀或有便意,可嘱患者张口深呼吸放松腹部肌肉,并降低灌肠筒的高度以减慢流速或夹管暂停片刻,以减少灌入溶液的压力。如患者出现脉速、面色苍白、出冷汗、剧烈腹痛,心慌气促,应立即停止灌肠,给予及时处理。

(7) 拔管。待灌肠液即将流尽时夹管,用卫生纸包裹肛管轻轻拔出放入弯盘内,避免拔管时灌肠液和粪便随肛管流出,擦净肛门,保持患者的清洁和舒适。

(8) 操作后处理。① 协助患者取舒适卧位,整理床单位。嘱其尽量保留 5～10 min 后再排便,使灌肠液在肠中有足够的作用时间,以利粪便充分软化容易

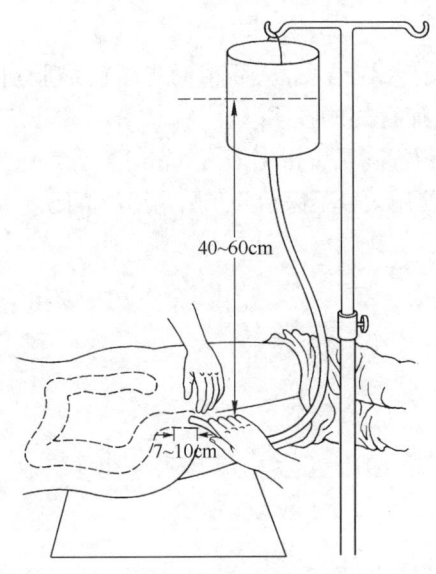

图 7-1　大量不保留灌肠

排出。降温灌肠,液体要保留 30 min,排便后 30 min,测量体温并记录。② 对不能下床的患者,给予便器,将卫生纸、呼叫器放于易取处。扶助能下床的患者上厕所排便。排便后及时取出便器,擦净肛门,协助患者穿裤,整理床单位。开窗通风,排除异味。观察大便性状,必要时留取标本送检。③ 清理用物,按医院消毒隔离原则处理。④ 洗手。⑤ 记录结果。在体温单大便栏目处记录灌肠结果。如灌肠后解便一次为 1/E。灌肠后无大便记为 0/E。

(四) 注意事项

(1) 根据患者病情选择适合灌肠液的温度、浓度、流速、压力和溶液的量,伤寒患者灌肠,溶液不得超过 500 ml,液面不得超过肛门 30 cm。

(2) 妊娠、急腹症、消化道出血患者不宜灌肠。肝昏迷患者禁用肥皂水灌肠,以减少氨的产生和吸收。充血性心力衰竭和水钠潴留患者禁用生理盐水灌肠。

(3) 灌肠中随时观察病情,发现脉速、面色苍白、出冷汗、剧烈腹痛、心慌气急,应立即停止灌肠,并及时处理。

二、小量不保留灌肠

(一) 目的

(1) 软化粪便,解除便秘。适用于腹部或盆腔手术后的患者及危重患者,年老体弱,小儿,孕妇等。

(2) 排出肠道内的气体,减轻腹胀。

(二) 操作前准备

1. **患者准备** ① 了解患者的意识、心理状态及合作程度。② 向患者解释操作目的、主要步骤、配合要点以及相关事项,以取得患者和(或)家属对执行该操作的知情同意。③ 检查肛周皮肤状况。④ 灌肠前患者排尽尿液。

2. **用物准备** 治疗盘铺治疗巾内备注洗器,量杯或小容量灌肠筒,消毒肛管(22~24 号),温开水 5~10 ml,水温计,血管钳或调节夹,棉签。治疗巾外放润滑剂,弯盘,卫生纸,橡胶单,治疗巾。另备便盆和便盆巾,屏风。常用的灌肠液:"1、2、3"溶液:50%硫酸镁 30 ml、甘油 60 ml、温开水 90 ml。甘油或液体石蜡 50 ml 加等量温开水。各种植物油 120~180 ml。溶液温度为 38℃。

3. **环境准备** 环境整洁、安静,关闭门窗,屏风遮挡。

4. **操作者准备** 服装整洁,洗手,戴口罩。

(三) 操作步骤

(1) 携用物到患者床边,核对床号(住院号)、姓名,必要时通过腕带核对信息。

(2) 安置患者体位。移床旁椅于同侧床尾,将便盆放在椅子上。协助患者取左侧卧位,该姿势使乙状结肠、降结肠处于下方,利用重力作用使灌肠液顺利流入乙状结肠和降结肠。双膝屈曲,褪裤至膝部,臀部移至床沿。臀下垫橡胶单和治疗巾,置弯盘于臀边。不能自我控制排便的患者可取仰卧位,臀下垫便盆。盖好被子,只暴露臀部,注意保暖,维护患者隐私,放松情绪。

(3) 挂灌肠筒。将弯盘置于臀边,将小容量灌肠筒挂于输液架上,筒内液面距肛门应低于 30 cm,注意避免压力过高。

(4) 连接导管。戴手套,连结肛管,润滑肛管前段,排尽管内气体,防止过多气体进入肠腔引起腹胀,夹管。

(5) 插管。左手垫卫生纸分开肛门,暴露肛门口,嘱患者深呼吸,右手将肛管轻轻插入直肠 7～10 cm(图 7-2)。

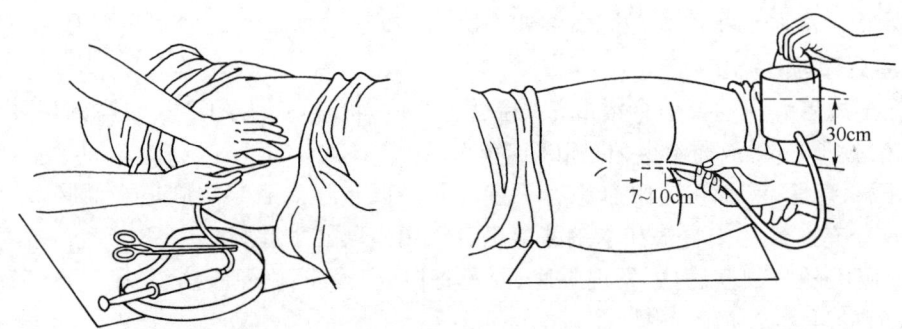

图 7-2 小量不保留灌肠

(6) 固定肛管。松开血管钳,让溶液缓慢注入肠腔内,注意液体流入速度不得过快过猛,以免刺激肠黏膜,引起排便反射。

(7) 注毕夹管。取下注洗器再吸取溶液,松夹后再行灌注。如此反复直至灌肠溶液全部注入完毕。血管钳夹闭肛管尾端或反折肛管尾端,用卫生纸包住肛管轻轻拔出,放入弯盘内。

(8) 操作后处理。① 擦净肛门,取下手套,协助患者取舒适卧位。嘱其尽量保留溶液 10～20 min,充分软化粪便,再排便。整理床单位。② 协助患者排便,对不能下床的患者,给予便器,将卫生纸、呼叫器放于易取处。扶助能下床的患者上厕所排便。③ 清理用物,按医院消毒隔离原则处理。④ 洗手。⑤ 记录结果。

(四) 注意事项

(1) 灌肠时插管深度为 7～10 cm,高度不宜超过 30 cm,压力宜低,灌肠液输入速度不得过快。

(2) 为保胎孕妇解除便秘,以油剂为宜。

三、保留灌肠

(一) 目的

镇静、催眠及治疗肠道感染或盆腔感染。

(二) 操作前准备

1. 患者准备　① 了解患者的意识、心理状态及合作程度。② 向患者解释操作目的、主要步骤、配合要点以及相关事项,以取得患者和(或)家属对执行该操作的知情同意。③ 检查肛周皮肤状况。④ 保留灌肠前患者排尽大小便。

2. 用物准备　治疗盘铺治疗巾内备小容量灌肠筒或注洗器、量杯,肛管(20 号以下),温开水 5～10 ml,止血钳,棉签。治疗巾外放润滑剂,弯盘,卫生纸,橡胶或塑料单,治疗巾,小垫枕,灌肠溶液。灌肠溶液量不超过 200 ml,溶液温度 38℃。一般镇静催眠用 10% 水合氯醛;肠道抗感染用 2% 小檗碱、0.5%～1% 新霉素或其他抗生素等。

3. 环境准备　环境整洁、安静,关闭门窗,屏风遮挡。

4. 操作者准备　服装整洁,洗手,戴口罩。

(三) 操作步骤

(1) 携用物到患者床边,核对床号(住院号)、姓名,必要时通过腕带核对信息。

(2) 安置患者体位。根据病情选择不同的卧位,慢性细菌性痢疾,病变部位多在直肠或乙状结肠,取左侧卧位;阿米巴痢疾病变多在回盲部,取右侧卧位,以提高疗效。垫上小垫枕和橡胶单治疗巾,使臀部抬高 10 cm,防止药液溢出。

(3) 挂灌肠筒。将灌肠筒挂于输液架上,筒内液面高于肛门约 30 cm。

(4) 插管。润滑肛管前端,嘱患者深慢呼吸,轻轻插入肛管 15～20 cm,注入药液。为保留药液,减少刺激,须选择细肛管、插入要深、注入药液的速度要慢、量要少。

(5) 拔管。药液注入完毕,血管钳夹闭肛管尾端或反折肛管尾端,用卫生纸包住肛管轻轻拔出,放入弯盘内,用卫生纸在肛门处轻轻按揉,嘱患者尽量忍耐,保留药液在 1 h 以上。使药液充分被吸收,达到治疗目的。

(6) 操作后处理。① 擦净肛门,取下手套,协助患者取舒适卧位。整理床单位。② 清理用物,按医院消毒隔离原则处理。③ 洗手。④ 记录结果。

(四) 注意事项

(1) 肛门、直肠、结肠等手术后患者、排便失禁者均不宜做保留灌肠。

(2) 肠道抗感染以晚上睡眠前灌肠为宜,因为此时活动减少,药液易于保留吸收,达到治疗的目的。

(3) 保留灌肠前应嘱患者排便,以利于药物更好的吸收。

(4) 保留灌肠时应选取管径较细的肛管,且插入的深度较不保留灌肠要深,以保留更长的时间,利于肠黏膜的吸收。

四、清洁灌肠

(一) 目的

彻底清除滞留在结肠中的粪便,常用于直肠、结肠 X 线片和手术前的肠道准备。

(二) 操作前准备

同大量不保留灌肠。

(三) 操作步骤

(1) 反复大量不保留灌肠直至排出无粪渣的清洁液为止。

(2) 口服高渗溶液清洁肠道:口服高渗溶液可以帮助在肠道中形成高渗环境,使得肠道内水分大量增加,从而软化粪便,刺激肠蠕动,加速排便,达到清洁肠道的目的。

1) 甘露醇法:患者术前 3 d 进半流质饮食,术前 1 d 进流质饮食,术前 1 d 下午 2:00～4:00口服甘露醇溶液 1 500 ml(20%甘露醇 500 ml+5%葡萄糖 1 000 ml 混匀)。一般服用后 15～20 min 即可自行排便。

2) 硫酸镁法:患者术前 3 d 进半流质饮食,每晚口服 50%硫酸镁 10～30 ml。术前 1 d 进流质饮食,术前 1 d 下午 2:00～4:00,口服 25%硫酸镁 200 ml(50%硫酸镁 100 ml+5%葡萄糖盐水 100 ml),然后再口服温开水 1 000 ml。一般服后 15～30 min,即可反复自行排便,2～3 h 内可排便 2～5 次。

(四) 注意事项

(1) 每次灌入后嘱患者尽量保留片刻,以达软化粪便冲洗肠道的作用。

(2) 对老年、体弱患者灌肠时,应密切观察病情,并给予协助。灌肠压力要低。

(3) 每次大量清洁灌肠时,注意观察和记录灌入量与排出量应基本相符,防止水中毒。

(4) 口服高渗溶液清洁肠道服药后注意观察患者的一般情况、排便次数及粪便性质,确定是否达到清洁肠道的目的。

(董 璐)

思 考 题

1. 王某,男,45岁。因反复腹泻,黏液血便12月余入院,神清,消瘦。患者每日排黏液血便数次。肠镜检查提示乙状结肠上段黏膜糜烂,溃疡形成。医嘱给保留灌肠治疗41 d后,患者大便成形,无脓血。请问:

(1) 患者饮食护理的原则是什么?

(2) 保留灌肠时需要注意哪些问题?

2. 张某,男,50岁。在高温环境下工作5 h后,感到全身软弱、乏力,头晕,头痛,出汗减少。检查:体温41℃,面色潮红,脉搏110次/min,呼吸24次/min,诊断:轻度中暑。医嘱:大量不保留灌肠。请问:

(1) 灌肠的目的是什么?

(2) 可选用何种溶液?

(3) 灌肠液的温度和液量为多少?

(4) 灌肠时需注意哪些问题?

第八章 胃插管术

人类历史上最早的插胃管术起源于唐代医学家孙思邈,其在《备急千金要方》中记载了利用葱叶进行喂食的方法,当遇到中风后神志昏迷不能进食的患者时,孙思邈折断患者的牙齿后,把葱叶插入口中,通过葱叶进行喂食。到 1790 年 Hunter 使用鼻胃管进行注食,减少了患者的痛苦。随着医学技术的发展,到了 20 世纪 70 年代,国外开始将医用硅胶管应用于临床。我们国家从 20 世纪 80 年代开始应用一次性的硅胶鼻饲管,其优点是具有较好的生物相容性,减轻对黏膜的刺激和损伤;硅胶鼻饲管每月更换 1 次,减少了患者插管的痛苦;硅胶鼻饲管头端较硬,便于顺利置入,而且硅胶鼻饲管管壁透明,便于观察管内情况,末端有小塞,操作简便,卫生清洁。

第一节 鼻饲法

鼻饲法(nasogastric gavage)是将导管经鼻腔插入胃内,从管内注入流质食物、水分和药物的方法。对于不能由口进食的患者,为保证其能摄入足够的营养素和热量,可采用导管供给营养丰富的流质饮食。

一、目的

对于各种原因不能由口进食的患者,如昏迷患者、口腔疾患或口腔手术后患者、不能张口的患者、拒绝进食者、早产儿、病情危重者等,通过胃管供给流质食物、水分和药物,以满足患者对热能及营养素的需求和治疗的需要。

二、分类

根据导管插入的途径可分为:① 口胃管:导管由口插入胃内。② 鼻胃管:导管经鼻腔插入胃内。③ 鼻肠管:导管由鼻腔插入小肠。④ 胃造瘘管:导管经造瘘口插入胃内。⑤ 空肠造瘘:导管经空肠造瘘口插至空肠内。

三、操作前准备

1. 患者准备

(1) 了解患者的意识、心理状态及合作程度。

(2) 向患者及家属解释插胃管的目的、操作过程的配合与产生的不适、对不适的应对方法等相关知识,以取得患者和(或)家属对执行该操作的知情同意。

(3) 患者有眼镜或义齿,协助取下并妥善保管。

(4) 患者取半坐位或坐位,无法坐起者取右侧卧位,昏迷患者取去枕平卧位,头向后仰。

2. 用物准备

(1) 无菌鼻饲包内放下列无菌物品:硅胶胃管1根,压舌板1支,镊子1把,纱布5块。

(2) 治疗盘内:无菌治疗碗放50 ml无菌注射器1个,治疗巾1条,无菌手套1副,棉签,液状石蜡,胶布(准备3条胶布贴在治疗盘上),夹子或橡皮圈1个,安全别针1个,听诊器1副,弯盘1个,鼻饲液(38~40℃)200 ml盛在带盖的容器内,盛温开水的小壶或水杯1个,手电筒1个,餐巾纸适量。

3. 环境准备　安静,整洁,舒适,安全。

4. 操作者准备　服装整洁,洗手,戴口罩。

四、操作步骤

1. 插管

(1) 备齐用物,携至床旁,核对床号(住院号)、姓名。

(2) 观察并清洁鼻腔;在患者胸骨剑突部位做标记;将治疗巾围于患者颌下,弯盘置于口角旁。

(3) 患者取半卧位或平卧位,神志不清者取左侧卧位,测量胃管插入的长度,并作标记,成人插入长度为45~55 cm。测量方法有两种:① 从前额发际至胸骨剑突处。② 耳垂经鼻尖到胸骨剑突处的距离。小儿胃管插入的长度为眉间至剑突与脐中点的距离。

(4) 戴无菌手套,将棉签蘸液体石蜡油润滑胃管前段15 cm。左手持纱布托住胃管,右手持镊子夹住胃管前端,沿选定的鼻孔缓缓插入。插入胃管10~15 cm时,即胃管达咽喉部,如为清醒患者,嘱其做吞咽动作,顺势将胃管向前推进,至预定长度;如为昏迷患者,将患者头部托起,使下颌紧靠胸骨柄,再缓缓插入胃管至预定长度(图8-1)。插管时动作应轻稳,避免损伤食管黏膜,尤其是通过食管三个狭窄部位(环状软骨水平处,平气管分叉处,食管通过膈肌处)。

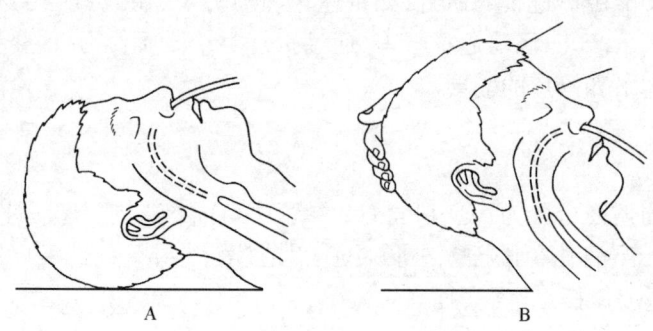

图 8-1　昏迷患者插胃管示意图

A. 将患者头向后仰　B. 抬高患者头部使下颌靠近胸骨柄

(5) 证实胃管在胃内。证实胃管在胃内有以下三种方法：① 将注射器连接于胃管末端抽吸，抽出胃液即可证实胃管在胃内。② 置听诊器于患者胃区，快速经胃管向胃内注入 10 ml 空气，同时用听诊器在胃部听到气过水声，即表示已插入胃内。③ 将胃管末端置于盛水的治疗碗内无气泡逸出。确认胃管在胃内后，用胶布将胃管固定于鼻翼部。

(6) 用灌注器或注射器注入 10 ml 温开水，然后缓慢注入温度为 38～40℃ 鼻饲液或药液。每次鼻饲量不超过 200 ml，间隔时间不少于 2 h。药片应研碎溶解后注入。若注入新鲜果汁，应与奶液分开注入，防止凝块产生。鼻饲过程中，避免注入空气，以防造成腹胀。鼻饲完毕后，再次注入 10 ml 温开水，抬高胃管，使胃管内的水充分进入胃内。将胃管末端反折，用纱布包好，橡皮圈套紧，用别针将胃管固定于枕旁或患者衣领处。

(7) 插管完毕，协助患者清洁口腔、鼻孔。

(8) 操作后处理：① 嘱患者维持原卧位 20～30 min 后方能改变体位，整理床单位。② 清理用物，按医院消毒隔离原则处理。③ 洗手。④ 观察并记录结果。

2. 拔管

(1) 向患者说明拔管的原因。

(2) 揭去固定胶布，放于弯盘内。可用松节油擦去胶布痕迹，再用清水擦洗。嘱患者深呼吸，在患者呼气时拔管，到咽喉处快速拔出。将胃管放入弯盘中。

(3) 操作后处理：① 清洁患者口腔、鼻腔及面部，帮助患者漱口，取舒适体位，整理床单位。② 清理用物，按医院消毒隔离原则处理。③ 洗手。④ 观察并记录结果。

五、注意事项

(1) 在插管过程中如果患者出现剧烈恶心、呕吐，应暂停插入，嘱患者深呼吸；如果患者呛咳、呼吸困难、发绀等，表明胃管误入气管，应立即拔出，休息片刻后再重新插入；插管不顺畅时，应检查胃管是否盘在口腔内。

(2) 已配制好的鼻饲液应放在 4℃ 以下的冰箱内保存，保证 24 h 内用完，防止放置时间过长而变质。

(3) 长期鼻饲者应每日进行口腔护理，并定期更换胃管，普通胃管每周更换 1 次，硅胶胃管每月更换 1 次，聚氨酯胃管每 2 个月更换 1 次。更换胃管时应于当晚最后一次注食后拔出，翌晨从另一侧鼻孔插入胃管。

鼻饲匀浆膳营养支持疗法

鼻饲匀浆膳于 1995 年 1 月开始应用于临床营养治疗。根据患者病情需要配置成 1 000～2 000 kcal 热能的膳食，其中蛋白质占总热量的 10%～15%；脂肪占 25%～30%；碳水化合物占 55%～65%。患者采用鼻饲匀浆膳营养治疗已生存 13 余年，营养一般状况良好，饮食二便正常，血脂、心功能、肝功能、肾功能、血细胞分析均正常。患者的应用效果充分证明了鼻饲匀浆膳在治疗中占有重要地位。

[摘自：林杉.鼻饲匀浆膳用于 1 例 13 年植物人的营养支持.中华临床医学杂志，2008，(4)：65～66.]

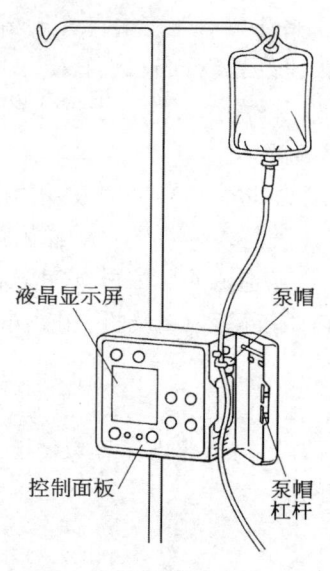

图 8-2 胃肠营养泵示意图

附：胃肠营养泵的应用

胃肠营养泵是采用微电脑自控系统精确控制输注的速度、剂量、温度、输注总量等一套完整、封闭、安全、方便的系统(图8-2)，适用于危重患者的胃肠内营养输注，如严重创伤患者、大手术后患者等。使用时将营养液放于营养泵专用的容器内，将输注管嵌入营养泵内，滴注端连接胃管。可按照需要定时、定量对患者进行肠道营养液输注，达到维持患者生命、促进疾病及术后康复的目的。肠内营养泵有以下特点：① 可以按要求设定输入营养液的总量、流速、温度等参数，并可随时调整。② 根据指令，自动检测和控制营养液的流量、流速和温度，出现异常时，可发出报警信号。③ 动态显示已经输入营养液的数量、温度、流量和流速，便于随时查看。

第二节　洗 胃 法

洗胃法(gastric lavage)是将洗胃管由口腔或鼻腔插入胃内，反复灌入一定量的溶液，以达到冲洗并排出胃内容的方法。随着现代护理技术的迅速发展，插管洗胃术不但是抢救口服药物中毒患者的一项重要措施，也为外科某些术前准备、幽门梗阻胃潴留等广泛运用。

一、洗胃目的

1. **解毒**　清除胃内毒物或刺激物，减少或避免毒物吸收。还可利用不同灌洗液中和解毒。适用于急性食物和药物中毒。洗胃应尽早进行，一般服毒后 6 h 洗胃均有效，如当服毒前胃内容物过多、毒物量过大时，即使超过 6 h 也不应放弃洗胃。

2. **减轻胃黏膜水肿**　幽门梗阻患者常因饭后食物潴留引起上腹胀满、恶心、呕吐等症状，通过洗胃可以减轻潴留物对胃黏膜的刺激，从而减轻胃黏膜的炎症和水肿。

3. **胃部手术或检查前的准备**　如胃、十二指肠部的手术和检查，通过洗胃清除胃内容物，即便于检查，又可防止术后感染。

二、洗胃方法

(一) 电动吸引器洗胃法

电动吸引器洗胃法是利用负压吸引原理，将电动吸引器连接胃管进行洗胃的方法。

1. **操作前准备**

(1) 患者准备：① 了解患者中毒时间、服毒量及毒物性质等；了解患者的意识、心理状态及合作程度。② 向患者及家属解释插管洗胃的目的、操作过程的配合与产生的不适、对不适的应对方法等相关知识，以取得患者和(或)家属对执行该操作的知情同意。③ 患者有眼镜或义齿,协助取下并妥善保管。④ 清醒患者取坐位或半坐卧位;中毒较重者取左侧卧位(右侧卧位有助于胃排空,加速毒素向十二指肠排空)。昏迷患者取平卧位。

(2) 用物准备:性能正常的电动吸引器1台,Y型三通管1只,输液架、输液瓶、输液器各1个,止血钳2把,无菌洗胃包1个(内置:胃管、镊子、纱布、润滑油),治疗盘(内置量杯1只、水温计1支、橡胶或塑料围裙1条、胶布2条、弯盘1个),必要时备治疗碗1只(内置压舌板、开口器、牙垫、舌钳各1个),洗胃溶液温度25～38℃,洗胃溶液量10 000～20 000 ml,水桶2只(一盛洗胃液、一盛污水)。

(3) 环境准备:安静,整洁,屏风遮挡,有用电安全设备。

(4) 操作者准备:服装整洁,洗手,戴口罩。

2. 操作步骤

(1) 携用物至床旁,核对患者床号(住院号)、姓名。

(2) 接通电源,检查吸引器性能。吸引器负压应保持在13.3 kPa。将输液器与Y型三通管主管相连,吸引器贮液瓶的引流管及胃管末端分别与Y型三通管两分支相连,夹闭输液夹,检查输液管及其连接处无漏气,将灌洗液倒入输液瓶内,挂于输液架上。

(3) 患者颌下铺橡胶围裙,弯盘置于口角旁,污水桶置于头部床下。昏迷患者需将头偏向一侧,用压舌板及开口器撑开口腔,置牙垫于上、下磨牙间,如出现舌后坠,可用舌钳将舌拉出。

(4) 插入洗胃管(操作步骤同插管术)。

(5) 胃管接灌洗液输液瓶,开动吸引器,负压宜保持在13.3 kPa,吸出胃内容物。留取第一次标本送检。关闭吸引器,夹闭贮液瓶上的引流管,开放输液管,使灌注液流入胃内300～500 ml,夹闭输液管,开放贮液瓶上的引流管,启动吸引器,吸出灌入的液体。如此反复灌洗,直至洗出液澄清无味为止。

(6) 操作结束后处理同拔管术。

(二) 全自动洗胃机洗胃法

全自动洗胃机洗胃法是以电磁泵作为动力源,采用自控电路控制电磁阀自动转换,从而完成向胃内冲洗药液和吸出胃内容物的过程。具有自动、迅速,彻底清除胃内毒物的特点。

1. 操作前准备 用物准备是电动吸引器换成性能正常的自动洗胃机,其余同前。

2. 操作步骤

(1) 携用物至床旁,核对患者床号(住院号)、姓名。

(2) 患者插入洗胃管(操作步骤同插管术)。颌下铺橡胶围裙,弯盘置于口角旁,自动洗胃机接通电源,将已配好的灌洗液放入桶内,将3根橡胶管分别与机器的药管、胃管、污水管相连接。药管的另一端置于灌洗液桶内,管口必须始终浸泡在洗胃液的液面以下,防止大量气体进入胃内,调节药量流速。污水管另一端置于空水桶内;胃管的另一端与插入的胃管相连接。

(3) 按"手吸"键,吸出胃内容物,留标本送检。然后按"自动"键,机器即开始对胃自动冲洗。洗胃过程中,密切观察患者的意识、面色、呼吸、脉搏血压的变化及有无洗胃并发症的发生。如患者出现腹痛、洗出液呈血性、休克等现象时,应立即停止洗胃,并采取相应的急救措施。

(4) 如发现有胃内容物堵塞管道,水流减慢、不流或发生故障时,可交替按动"手冲"和"手吸"键,反复冲吸数次,直至管道通畅,再按"手吸"键将胃内残留液体吸出,按"自动"键,恢复自动洗胃,直至洗出液澄清无味为止。洗胃完毕,应及时将三管(药管、胃管、污水管)同时置于清水中,按"清洗"键,机器自动清洗。

(5) 幽门梗阻患者洗胃,可在饭后 4~6 h 或空腹进行,记录灌入量和洗出量,可计算胃内潴留量,便于了解梗阻程度。胃内潴留量＝洗出量－灌入量。

(6) 操作结束后处理同拔管术。

常见毒物中毒的洗胃溶液和禁忌药物见表 8-1。

表 8-1 常见毒物中毒的洗胃溶液和禁忌药物

毒 物 种 类	灌 洗 溶 液	禁 忌 药 物
巴比妥类(安眠药)	1:15 000~1:20 000 高锰酸钾洗胃、硫酸钠溶液导泻[1]	硫酸镁
异烟肼	1:15 000~1:20 000 高锰酸钾洗胃、硫酸钠溶液导泻	
酸性物	镁乳、蛋清水[2]、牛奶	强酸药物
碱性物	5%醋酸、白醋、蛋清水、牛奶	强碱药物
氰化物	3%过氧化氢引吐,1:15 000~1:20 000 高锰酸钾[3]洗胃	
敌敌畏	2%~4%碳酸氢钠、1%盐水、1:15 000~1:20 000 高锰酸钾洗胃	
敌百虫	1%盐水或清水、1:15 000~1:20 000 高锰酸钾洗胃	碱性药物[4]
1605、1059、4049(乐果)	2%~4%碳酸氢钠	高锰酸钾[5]
DDT(灭害灵)、666	温开水或生理盐水洗胃、50%硫酸镁导泻	油性泻药
发芽马铃薯、毒蕈	1%~3%鞣酸	
河豚、生物碱	1%活性炭悬浮液	
苯酚(石碳酸)	1:15 000~1:20 000 高锰酸钾洗胃	
灭鼠药(抗凝血类)	催吐、温水洗胃、硫酸钠溶液导泻	碳酸氢钠溶液
灭鼠药(有机氟类)	0.2%~0.5%氯化钙或淡石灰水洗胃、硫酸钠溶液导泻、饮用豆浆、蛋白水、牛奶等	
灭鼠药(磷化锌)[6]	1:15 000~1:20 000 高锰酸钾洗胃、0.5%硫酸铜洗胃	鸡蛋、牛奶、脂肪及其他油类食物

注:[1] 巴比妥类药物采用硫酸钠溶液导泻是利用其在肠道内形成高渗透压,而阻止肠道水分和残存的巴比妥药物的吸收,促其尽早排出体外。硫酸钠对心血管和神经系统没有抑制作用,不会加重巴比妥药物中毒。

[2] 蛋清水可粘附于黏膜表面或创面上,从而起到保护作用,并可减轻患者的痛苦。

[3] 氧化剂可将化学毒品氧化,改变其性能,从而减轻或去除其毒性。

[4] 敌百虫遇碱性药物可分解出毒性更强的敌敌畏,其分解过程随碱性的增强和温度的升高而加速。

[5] 1605、1509、4049(乐果)等禁用高锰酸钾洗胃,否则可氧化成毒性更强的物质。

[6] 磷化锌中毒时,口服硫酸铜可使其成为无毒的磷化铜沉淀,阻止吸收,并促使其排出体外。磷化锌易溶于油类物质,忌用脂肪性食物,以免促进磷的溶解吸收。

(三) 口服催吐法

口服催吐法是指给患者口服洗胃溶液,然后让其自动呕吐的方法。适用于意识清醒能配合操作的患者。

1. 操作前准备

(1) 患者准备:① 了解患者中毒时间、服毒量及毒物性质等;了解患者的意识、心理状态及合作程度。② 向患者及家属解释催吐法的目的、操作过程的配合与产生的不适、对不适的应对方法等相关知识,以取得患者和(或)家属对执行该操作的知情同意。③ 患者有眼镜或义齿,协助取下并妥善保管。④ 协助患者取坐位。

(2) 用物准备:治疗盘(内置:量筒 1 只、水温计 1 支、压舌板 1 支、橡胶或塑料围裙 1 条、毛巾 1 条、漱口杯 1 个、弯盘 1 个),洗胃溶液(表 8-1):洗胃溶液温度 25~38℃、洗胃溶液量 10 000~20 000 ml(根据毒物性质配制,毒物不明确者用温开水或等渗盐水),水桶 2 只。

(3) 环境准备:安静、整洁,屏风遮挡。

(4) 操作者准备:服装整洁,洗手,戴口罩。

2. 操作步骤

(1) 携用物至床旁,核对患者床号(住院号)、姓名。

(2) 协助患者围好围裙,污水桶置于患者座位前。嘱患者自行饮下大量洗胃溶液后呕吐,不易吐出时,可用压舌板刺激舌根催吐。如此反复进行数次,直至吐出的洗胃液澄清无味为止。注意灌洗量与吐出量大致相等。

(3) 催吐结束,协助患者漱口,擦净面部,必要时更衣。

(4) 操作后处理:① 安置安全舒适体位,嘱其卧床休息。整理床单位。② 清理用物,按医院消毒隔离原则处理。③ 洗手。④ 观察并记录结果。记录洗胃溶液名称、量,呕吐物的颜色、气味,必要时留取标本送检,观察患者洗胃后的反应。

3. 注意事项

(1) 本法适用于意识清醒且能够配合的急性中毒患者。对于自服毒物的患者,应给予有效的心理疏导,使其树立对生活的信心,同时应尊重患者的隐私权,为其保密以消除思想顾虑。

(2) 操作者应准确判断毒物性质,选用拮抗剂进行催吐。对于毒物性质不明确时,应选用温开水或等渗盐水催吐。

附:漏斗灌注法

漏斗灌注法是指将漏斗胃管经口腔插入胃内,利用虹吸原理,将洗胃液灌入胃内再吸出,以清洗胃腔的方法。

1. 操作前准备

(1) 患者准备:同电动吸引洗胃法。

(2) 用物准备:无菌洗胃包1个(内置漏斗洗胃管1个、镊子、纱布、润滑油),治疗盘(内置量杯1只、水温计1支、橡胶或塑料围裙1条、胶布2条、弯盘1个),必要时备治疗碗1只(内置压舌板、开口器、牙垫、舌钳各1个),洗胃溶液:温度25~38℃,量10 000~20 000 ml,水桶2只(一盛洗胃液、一盛污水)。

(3) 环境准备:同电动吸引洗胃法。

(4) 操作者准备:服装整洁、洗手、戴口罩。

2. 操作步骤

(1) 携用物至床旁,核对患者床号(住院号)、姓名。

(2) 给患者颌下铺橡胶围裙,弯盘置于口角旁,昏迷患者取平卧位,头偏向一侧,用压舌板及开口器撑开口腔,置牙垫于上、下磨牙间,如出现舌后坠,可用舌钳将舌拉出。

(3) 插入漏斗胃管(方法和步骤同插胃管术)。

(4) 置漏斗低于胃部水平位置,挤压橡胶球,吸尽胃内容物(图8-3),留取标本送检。举漏斗高过头部30~50 cm,将洗胃液300~500 ml缓慢倒入漏斗内,当漏斗内尚余少量溶液时,迅速将漏斗降至胃部以下位置,倒置于盛水桶内,利用虹吸作用吸出胃内灌洗液。如此反复进行,直至洗出液澄清无味为止。每次灌入量和排出量应基本相等,否则易导致胃潴留。如引流不畅时,可挤压橡胶球加压

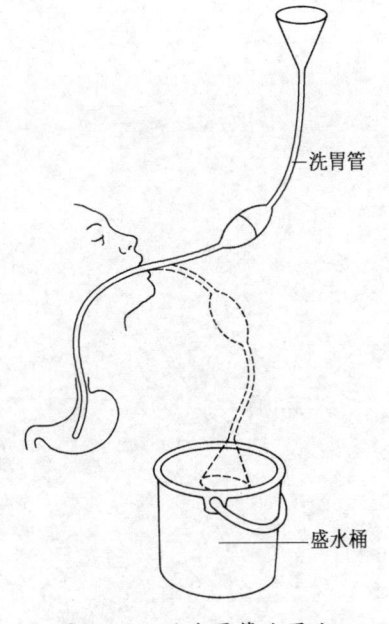

图8-3 漏斗胃管洗胃法

吸引。

（5）操作后处理同电动吸引洗胃法。

（马淑丽　王淑荣）

思 考 题

1. 李某，女，48 岁。因车祸致脑外伤入院，意识昏迷。查体：体温 39.1℃，脉搏 106 次/min，呼吸 24 次/min，血压 190/120 mmHg(25.27/15.96 kPa)。请问：

（1）该患者可通过何种方法供给食物、药物及水分？

（2）你如何实施此项技术？在实施过程中需要注意什么？

2. 孙某，男，19 岁。因高考落榜口服敌百虫 1 h 后急诊入院。查体：患者意识不清，呼吸急促，体温 37.8℃，脉搏 102 次/min，血压 90/60 mmHg(12/8 kPa)。遵医嘱立即洗胃。请问：

（1）采用哪种洗胃方法最佳？

（2）应选用何种洗胃溶液？

（3）洗胃时应注意什么？

第九章 标本采集技术

标本采集与化验是临床诊断的最基本的方法,其最早起源于古代人们对尿液的感官检查,如尿液的颜色、气味等。17世纪荷兰Leeuwenhoek发明显微镜,推动医学检验进入了跨时代的微观世界。从认识静态的血液细胞形态开始,人类逐渐深入到细胞的功能、大分子物质、基因的结构和功能。自上世纪末以来,电子学、计算机科学、光学等自然科学基础学科与生物化学、免疫学、细胞生物学、遗传学、分子生物学等生物医学基础学科的相互交融与结合,更是极大地促进了现代医学检验的发展;而当前正蓬勃发展的现代信息网络技术,进一步实现了病理学、影像学等形态学的远程传播,为及时提供医学检测报告和进行实时交流提供了平台。

标本是指采集患者少许的血液、排泄物(尿、粪)、分泌物(痰、鼻腔分泌物)、呕吐物、体液(胸水、腹水)和脱落细胞(食管、阴道)等样品,通过实验室检查,在一定程度上反映机体正常的生理现象和病理改变。

第一节 血标本的采集

血液检查是临床上最常用的检验项目,血液发生病理变化时,常影响全身的组织、器官,组织病变又可导致血液成分的改变,血液检验不仅可反映血液系统本身的病变,协助诊断全身性疾病,也可为判断患者病情进展程度和疾病治疗提供参考。

血液标本分为静脉标本和动脉标本。

一、静脉血液标本

(一)目的

1. 全血标本 用作血沉、血常规检查和测定血液中某些物质的含量,如肌酐、尿素氮、尿酸、肌酸、血氨、血糖等。
2. 血清标本 用于测定血清酶、脂类、电解质、肝功能等。
3. 血培养标本 用于查找血液中的病原菌。

(二)部位

常用的静脉为肘前静脉、腕背静脉,小儿和新生儿有时用颈静脉和前囟静脉。

(三) 操作前准备

1. **患者准备** ① 了解患者的意识、心理状态及合作程度。② 向患者解释采血的目的和有关的注意事项,以取得患者和(或)家属对执行该操作的知情同意,并作好相应的准备。如采集生化检验的血标本,须在清晨空腹时采集。③ 采血局部皮肤清洁。

2. **用物准备** 治疗盘,安尔碘,无菌瓶镊,棉签,止血带,干燥注射器,标本容器(抗凝管、干燥试管或血培养瓶),检验单(标明病室、床号、姓名),无菌手套,贴化验单附联于标本容器上等(临床上多已用真空管采血,配备专门的采血连接针头,两端都有针头,不需要针筒)。

3. **环境准备** 整洁,宽敞,明亮。

4. **操作者准备** 服装整洁,洗手,戴口罩。

(四) 操作步骤

(1) 携用物至床旁。核对患者,解释目的和配合方法,以取得合作。

(2) 选择合适静脉穿刺点,在穿刺点上方约 6 cm 处系止血带,常规消毒皮肤,嘱患者握拳。

(3) 戴手套,按静脉穿刺法穿刺血管,见回血后抽取所需血量。

(4) 松止血带,嘱患者松拳,迅速拔出针头,用干棉签按压穿刺点 1~2 min。

(5) 取下针头,将血液沿管壁注入标本容器。

(6) 检视患者的穿刺部位,整理用物。

(7) 再次核对。按规定消毒处理用物,洗手,记录,及时送检。

(五) 注意事项

(1) 根据不同的检验目的,计算所需的采血量,选择试管。

(2) 需空腹抽血时,应事先通知患者,避免因进食而影响检验结果(因清晨空腹时血液中的各种化学成分处于相对恒定状态)。

(3) 采集血标本应严格执行无菌技术操作,严禁在输液、输血的针头或皮管内抽取血标本,应在对侧肢体采血。

(4) 如同时抽取几个项目的血标本,应按血培养瓶→抗凝管→干燥试管的顺序进行,动作要准确迅速。

(5) 采全血标本时,血液注入容器后,立即轻轻旋转摇动试管,使血液和抗凝剂混匀,避免血液凝固。

(6) 采集血标本后,应将注射器活塞略向后抽,以免血液凝固使注射器粘连和针头阻塞。

二、 动脉血液标本

(一) 目的

主要用于血气分析。

(二) 部位

常用的动脉为股动脉、肱动脉、桡动脉和脐动脉(首选桡动脉)。

(三) 操作前准备

(1) 备无菌干燥的 1 ml 注射器,肝素稀释液(一般含肝素 50~100 U/ml),无菌纱布,橡皮塞,必要时备一次性无菌手套。

(2) 其他准备同静脉采血法。

(四) 操作步骤

(1) 协助患者取适当体位,暴露穿刺部位。

(2) 常规消毒皮肤,范围大于 5 cm。

(3) 穿刺前先抽吸肝素 0.5 ml,湿润注射器管腔后弃去余液,以防血液凝固。

(4) 戴无菌手套或常规消毒操作者的左手示、中指后,在欲穿刺动脉的搏动最明显处固定动脉于两指间,右手持注射器,在两指间或与动脉走向呈 45°或 90°角进针,见血液自动涌入注射器,即以右手固定穿刺针,抽取所需血量。

(5) 采血毕,迅速拔出针头,嘱患者按压局部 5～10 min。

(6) 立即用橡皮塞封闭针头(针头斜面埋入橡皮中即可),以隔绝空气,轻轻搓动注射器,使血与肝素混合。

(7) 安置患者,再次核对,清理用物。洗手、记录,贴上标签连同检验单立即送验。

(五) 注意事项

(1) 血标本必须隔绝空气,因此采血的注射器使用前应检查有无漏气,针头必须连接紧密,标本采集后立即封闭针头斜面。

(2) 标本采集后应立即送验。

附:真空管采集技术

1. **操作步骤**

(1) 同静脉采血法(1)～(5)。

(2) 戴手套,连接采血针及持针器,按静脉穿刺法穿刺血管,见回血后将真空采血管接于采血针尾部。

(3) 松止血带,嘱患者松拳,血液被吸入真空管中,待真空采血管中压力与静脉压一致时取下真空采血管,再迅速拔出针头,用干棉签按压穿刺点 1～2 min。

(4) 同静脉采血法(7)～(10)。

2. **真空采血管封口处颜色标志** 用真空采血试管采血时,试管封口处的颜色不同表示不同的化验目的:生化检测红或黄色;全血试验紫色;凝血测定蓝色;红细胞沉降率测定黑色。

小静脉逆行穿刺采血法

常规静脉采血,进针方向与血流方向一致,在静脉管腔较大的情况下,采血针的刺入对血液影响不明显;但如果静脉管腔较小,血流就会被采血针阻滞,针头部位就没有血流或血流不畅,致穿刺失败或抽取时血流不畅不容易采足血量。小静脉逆行穿刺采血的关键是逆行穿刺,也就是针头指向远心端,针头迎着血液穿刺,针体阻止血液回流,恰好使针头部位血液充盈,更有利于采血。本方法特别适用于婴幼儿及肥胖者。

[摘自:郭小峰,姜萌.婴幼儿小静脉逆行穿刺采血法介绍.护理学杂志.2007,22(15):76.]

第二节　尿标本的采集

临床上常收集尿标本作物理、化学、细菌学和显微镜等检查,以了解病情,协助诊断和观察疗效。

尿标本分为三种：常规标本、培养标本以及 12 h 或 24 h 标本。

一、尿液观察

正常新鲜尿液呈淡黄色或深黄色,是由于尿胆原和胆色素所致。当尿液浓缩时,可见量少色深。尿液的颜色还受某些食物、药物的影响,如进食大量胡萝卜或服用核黄素,尿液的颜色呈深黄色。若尿液中出现血尿、血红蛋白尿、胆红素尿、乳糜尿等,则为异常情况。

二、尿标本采集

(一) 尿常规标本

1. 目的　用于检查尿液的色泽、透明度、比重、尿蛋白定性、尿糖定性、细胞和管型等。

2. 操作前准备

(1) 患者准备：① 了解患者的意识、心理状态及合作程度。② 向患者解释采集标本的目的和方法,以取得患者和(或)家属对执行该操作的知情同意和协作配合。

(2) 用物准备：标本容器,检验单(标明病室、床号、姓名),必要时备便盆或便壶,贴化验单附联于标本容器上。

(3) 环境准备：宽敞,安静,安全,隐蔽。

(4) 操作者准备：服装整洁,洗手,戴口罩。

3. 操作步骤

(1) 携用物至床旁,核对患者并解释留尿标本的目的和方法。

(2) 留取标本：可下床活动的患者,给予标本容器,请其至厕所解尿,留取 30 ml 左右的尿液于容器内;行动不便的患者,协助在床上使用便盆或尿壶,收取足量尿液于标本容器中;留置导尿的患者,于集尿袋下方引流孔处打开橡胶塞收集尿液。

(3) 再次核对,清理用物,洗手,记录,及时送检。

4. 注意事项

(1) 会阴部分泌物过多时,应先清洁或冲洗,再收集尿液。

(2) 从尿袋下方引流时应先消毒引流孔处。

(3) 小孩或尿失禁患者可用尿套或尿袋协助收集。

(4) 女患者月经期不宜留取尿标本。

(5) 做早孕诊断试验应留晨尿。

(二) 尿培养标本

1. 目的　用于细菌培养或细菌敏感试验。

2. 操作前准备

(1) 用物准备：治疗碗1个(内盛消毒液棉球10余个、血管钳或镊子1把、弯盘1个)，无菌有盖标本容器，无菌手套，检验单(标明病室、床号、姓名)，便盆，屏风。

(2) 其他准备同尿常规标本。

3. 操作步骤

(1)~(2) 同尿常规标本。

(3) 屏风遮挡，协助患者取适宜的卧位，放好便盆。

(4) 戴上手套，按导尿术清洁、消毒外阴和尿道口。

(5) 请患者将前段尿液排在便盆内，再留取30 ml中段尿液在无菌标本容器内，盖好容器，余尿排在便盆内。

(6) 清洁外阴，协助患者穿好裤子，整理床单位。

(7) 用物按规定消毒处理，及时送检。洗手、记录。

(三) 12 h 或 24 h 尿标本

1. 目的　各种尿生化检验或尿浓缩查结核杆菌等检查。

2. 操作前准备

(1) 用物准备：集尿瓶(容量3 000~5 000 ml)，防腐剂，检验单(标明病室、床号、姓名)，将检验单附联贴于集尿器上，注明留取尿液的起止时间。

(2) 其他准备同尿常规标本。

3. 操作步骤

(1) 携用物至床旁，再次查对。向患者解释留取尿液的方法、目的和注意事项。

(2) 请患者于7 am排空膀胱后，开始留取尿液至次晨7 am最后一次尿液。若为留取12 h尿标本，则于7 pm排空膀胱后开始留取尿液至次晨7 am。

(3) 于收集时间结束前，再请患者排尿，留取最后一次尿液后，测总量。

(4) 送验，用物按规定消毒处理。洗手，记录。

4. 注意事项

(1) 必须在规定的时间内留取尿标本。

(2) 集尿瓶应放在阴凉处，根据要求加防腐剂。

第三节　粪标本的采集

临床上常通过检查粪便诊断消化道有无炎症、出血和寄生虫感染，并根据粪便的性状和组成了解消化功能。

粪便标本分四种：常规标本、细菌培养标本、隐血标本和寄生虫或虫卵标本。

一、粪便观察

正常成人的粪便颜色呈黄褐色成形软便。婴儿的粪便呈黄色或金黄色。因摄入食物或药物种类的不同,粪便颜色和性状会发生变化,如食用大量绿叶蔬菜,粪便可呈暗绿色;如摄入大量西红柿或西瓜,粪便可为暗红色,摄入动物血或铁剂,粪便可呈无光样黑色且隐血试验为阴性。如果排除了以上情况,则表明消化系统有病理变化存在。如柏油样便提示上消化道出血;白陶土色便提示阻塞性黄疸;米泔样便见于霍乱、副霍乱;干结便多见于便秘者;消化不良或急性肠炎可为稀便或水样便;肠道部分梗阻或直肠狭窄,粪便常呈扁条形或带状。乳儿粪便中见有黄白色乳凝块提示脂肪或酪蛋白消化不完全。

二、粪标本采集

(一) 目的

常规标本用于检查粪便性状、颜色、细胞等;培养标本用于检查粪便中的致病菌;隐血标本用于检查粪便内肉眼不能察见的微量血液;寄生虫标本则用于粪便中的寄生虫、幼虫以及虫卵计数检查。

(二) 操作前准备

1. **患者准备** ① 了解患者的意识、心理状态及合作程度。② 向患者解释采集标本的目的和方法,以取得患者和(或)家属对执行该操作的知情同意和协作配合。

2. **用物准备** 清洁便盆,标本容器(培养试管或检便盒,内附无菌棉签或检便匙),检验单(标明病室、床号、姓名),贴化验单附联于检便盒上。

3. **环境准备** 安静,安全,隐蔽。

4. **操作者准备** 服装整洁,洗手,戴口罩。

(三) 操作步骤

(1) 携用物至床旁。核对患者并向其解释目的和收集大便的方法。

(2) 收集标本

1) 常规标本:用检便匙取中央部分或黏液脓血部分约 5 g(蚕豆大小),置于检便盒内。

2) 培养标本:用无菌棉签取中央部分粪便或脓血黏液部分 2~5 g 置于培养瓶内,塞紧瓶塞。

3) 隐血标本:按常规标本留取。

4) 寄生虫标本:① 检查寄生虫虫卵,在粪便不同部位取带血或黏液部分 5~10 g。② 检查阿米巴原虫,将便盆加温至接近患者的体温,标本在 30 min 内连同便盆送检。③ 检查蛲虫,嘱患者睡觉前或清晨未起床前,将透明胶带贴在肛门周围。取下粘有虫卵的透明胶带,粘贴在玻璃上或将透明带对合,立即送验。

(3) 清洁、消毒便盆,放回原处。

(4) 洗手,记录,及时送检。

(四) 注意事项

(1) 采集培养标本,如患者无便意,用无菌棉签蘸无菌生理盐水,由肛门插入 6~7 cm 顺一方向轻轻旋转后退出,将棉签置于培养管内,塞紧送检。

(2) 采集隐血标本时,嘱患者在检查前 3 天禁食肉类、动物血、肝以及含铁丰富的药物、食物、绿叶蔬菜。

(3) 服驱虫药后检查的,应留取全部粪便,查取蛔虫、钩虫、蛲虫的数目。

(4) 检查阿米巴原虫,在采集标本前几天,不应给患者服用钡剂、油质或含金属的泻剂,以免金属制剂影响阿米巴虫卵或胞囊的显露。

(5) 患者如有腹泻,水样便应盛于容器中送验。

第四节 痰标本的采集

痰主要由黏液和炎性渗出物组成,检查痰液内细胞、细菌、寄生虫等,观察其性质、颜色、气味、量的主要目的是协助诊断呼吸系统的某些疾病。

痰标本分三种:常规痰标本,痰培养标本和24 h痰标本(痰找脱落细胞)。

一、目的

1. **常规痰标本** 检查痰的一般形状,涂片查细胞、细菌、虫卵,协助诊断某些呼吸系统疾病。

2. **痰培养标本** 检查痰液中的致病菌,以确定病菌的类型或做药物敏感试验。

3. **24 h痰标本** 检查24 h痰液的量及性状,协助诊断。

二、操作前准备

1. **患者准备** ① 了解患者的意识、心理状态及合作程度。② 向患者解释采集痰液标本的目的、方法和注意事项,以取得患者和(或)家属对执行该操作的知情同意和协作配合。

2. **用物准备**

(1) 患者能自行留痰者:标本容器(痰培养标本备无菌容器及漱口溶液200 ml,24 h痰标本备广口集痰器)、检验单(标明病室、床号、姓名),将检验单附联贴于标本容器或集痰器上。

(2) 患者无法咳痰或不合作:集痰器、检验单(标明病室、床号、姓名)、吸痰用物(吸引器、吸痰管)、生理盐水、手套。痰培养标本须备无菌用物,将检验单附联贴于标本容器或集痰器上。

3. **环境准备** 环境整洁,室温、光线合适。

4. **操作者准备** 服装整洁,洗手,戴口罩。

三、操作步骤

(1) 携带用物至床旁。再次查对,解释留取痰液的方法和目的。

(2) 收集标本

1) 常规痰标本:能自行留取痰液的患者,请患者清晨醒来未进食前先漱口,数次深呼吸后用力咳出气管深处的痰液,盛于痰盒内,盖好痰盒;无法咳痰或不合作患者,协助患者取适当卧位,由下向上叩击患者背部,戴好手套,集痰器分别连接吸引器和吸痰管。按吸痰法将痰吸入集痰器内,加盖。

2) 痰培养标本:对于能自行留取痰液患者,请患者清晨起床后未进食前先用漱口溶液漱口,再用清水漱口或刷牙,数次深呼吸后用力咳出气管深处的痰液于无菌容器内,盖好瓶盖;对于无法咳痰或不合作患者,协助患者取适当卧位,由下向上叩击患者背部协助排痰,戴好无菌手套,无菌集痰器分别连接吸引器和无菌吸痰管。按吸痰法将痰吸入无菌集痰器内,加盖。

3) 24 h痰标本:在广口集痰器内加少量清水,请患者留取痰液。从清晨醒来(7 am)未进食前漱口后第一口痰开始留取,至次日晨(7 am)未进食前漱口后第一口痰作为结束,将24 h的全部痰液吐入集痰器内。

(3) 根据患者需要给予漱口或口腔护理。

(4) 洗手,记录痰的外观和性状。24 h痰标本应记总量。送检。

四、注意事项

(1) 痰标本应于晨起收集。

(2) 如伤口疼痛无法咳嗽,可用软枕或手掌压迫伤口,减轻肌肉张力,减少咳嗽时的疼痛。

(3) 无菌集痰器开口高的一端接吸引器,低的一端接吸痰管,严格无菌操作,避免因操作不当污染标本,影响检验结果。

(4) 计算24 h痰液量时,应扣除加入水量。

(张新宇)

思 考 题

1. 徐某,62岁。患有慢性支气管炎十余年,来院就诊前两天因不慎受凉感冒,持续高热不退,为协助诊断,需查血常规及培养。请问:

(1) 应如何正确留取标本?

(2) 采集血标本的注意事项有哪些?

2. 25岁,女性。2个月前无明显诱因出现泡沫尿、尿色加深,伴腰酸、乏力,进行性加重。近一周来因劳累出现双下肢浮肿,无尿频、尿急、尿痛。为协助诊断,需查尿标本。应如何正确留取尿常规及24 h尿标本?

第十章 心肺复苏和重症监护技术

心肺复苏和重症监护技术是应用于抢救急危重症患者的重要技术。迄出现始，现代复苏和监护技术经历了里程碑式的飞跃发展。1958年，Peter Safar提出采用口对口吹气式人工呼吸是复苏医学领域里一场革命性的进展。1960年，Kouwenhoven倡导封闭式胸部心脏按压(dosed chest heart massage)。这种技术可以产生相当可观的心脏搏出量，以维持血液循环。1956年，Zoll首次进行体外除颤成功。上述三种技术构成了现代复苏的三要素。同年，美国国家红十字会建立了心肺复苏术的标准训练课程，并对美国所有的医疗工作人员，紧急救援反应人员和救生人员进行规范化的培训。1985年，第四届全美复苏会议对过去的心肺复苏标准进行了评价和修改，强调复苏的成功并非心搏和呼吸功能的恢复，而必须达到脑和神经系统功能的恢复，从而诞生了心肺脑复苏的新标准。2005年1月美国心脏学会(AHA)主持召开了2005年心肺复苏和心血管急救学治疗建议国际共识会议。根据会议的证据评估编写了2005年心肺复苏(CPR)和心血管急救(ECC)指南。指南是在回顾大量的心肺复苏文献的基础上制定的，并对各类急救技术进行了改进，以明确急救者需要实施的最重要的技能。2008年11月，AHA又在美国新奥尔良召开会议，对心肺复苏提出了一些新的建议。

第一节 心肺复苏

心肺脑复苏(cardio-pulmonary-cerebral resuscitation, CPCR)是对心脏骤停患者采取的促进其自主循环和呼吸有效功能的恢复，并尽早保存和促进脑有效功能恢复的紧急医疗救治措施。CPCR包括基础生命支持(basic life support, BLS)、进一步生命支持(advanced life support, ACLS)、延续生命支持(prolonged life support, PLS)三部分内容。其中的步骤并不能完全按先后次序排列，往往有些步骤同时进行，且相互关联，不能截然分开。本节主要介绍基础生命支持(BLS)，包括心跳、呼吸停止的判定，保持呼吸道通畅(A: airway)，人工呼吸(B: breathing)，建立有效循环(C: circulation)等环节，即现场急救中常用到的ABC步骤。

一、心肺复苏术

(一) 心肺复苏原则

(1) 立即呼救。

(2) 确保环境安全的情况下,应立即(10 s以内)进行就地抢救。

(3) 人工呼吸和胸外心脏按压同步进行。

(二) 操作前准备

1. **患者准备** 去枕平卧位。
2. **用物准备** 抢救车附挤压板,心电图仪,面罩,护理记录单。
3. **环境准备** 环境整洁,安静。
4. **操作者准备** 服装整洁,沉着冷静。

(三) 操作步骤

(1) 观察现场环境安全,远离水、火、电源。

(2) 判断患者意识并呼救。轻拍或轻摇患者肩部并呼叫患者,如无反应即可判定为意识丧失。并高声呼救、拨打急救电话(图10-1)。

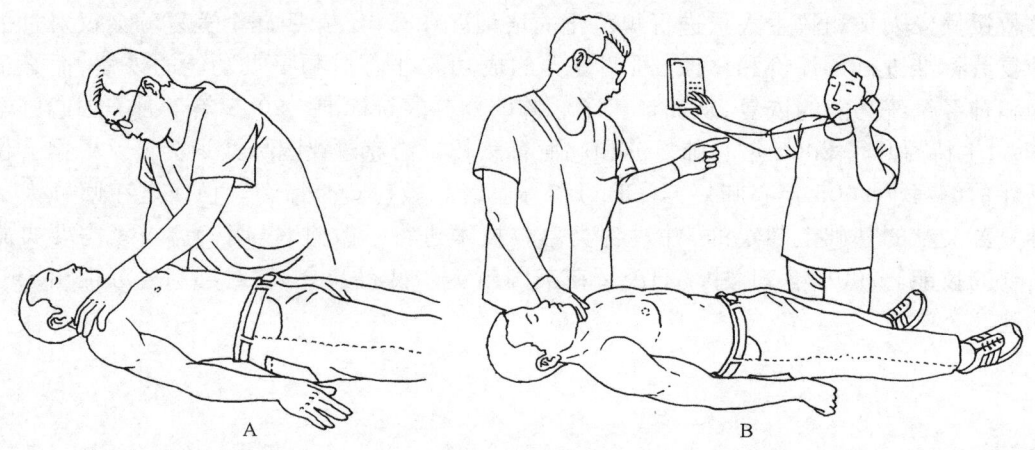

图10-1 判断意识

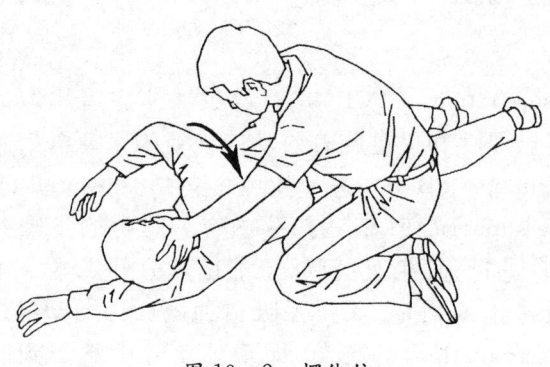

图10-2 摆体位

(3) 复苏体位:将患者平卧在平坦的地方或硬板上。如果患者面朝下,应将患者轴性翻转。即将患者双侧上臂向上伸直,保护其颈部,将头、肩、躯干同时转动,避免躯干扭曲。转身时注意患者头、颈应与躯干始终保持在同一个轴面上。然后将患者的双上肢放置于其身体两侧,使患者处于心肺复苏体位。急救者一般站或跪在患者右侧进行操作(图10-2)。

(4) 清除气道及口内异物:解开衣领、腰带等约束。如果见到口内有异物、义齿或呕吐物,可以采用"交叉手指"技术把口打开,作手指清除;对流体或半流体可用示指、中指裹以纱布擦去;对固体则用示指屈成钩状将其取出。应小心勿使其落入气道更深部位。

(5) 开放气道:常采用仰头抬颏手法:即将一只手放在患者前额上,手掌用力向后压以将头向后翘,将另一只手的手指放在靠近颏部的下颌骨下方将颏部向前抬起,也可采用托颈压额法。对疑有颈外伤者应采用托颌法,即托颌而不仰头,用双手紧抓患者下颌角托起,同时应小心地支持头部不要后仰或从一侧转向另一侧(图10-3)。

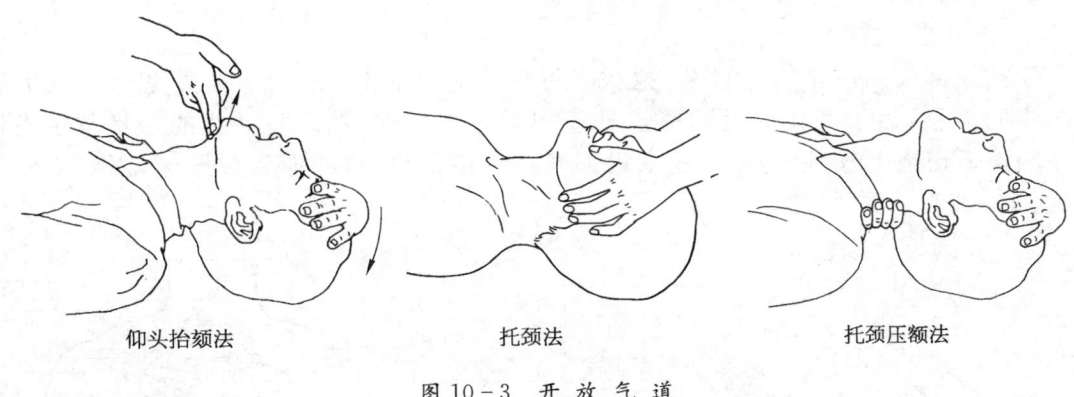

仰头抬颏法　　　　　托颈法　　　　　托颈压额法

图 10-3　开放气道

(6) 判断呼吸

1) 一看:保持气道通畅,用耳贴近患者口鼻,头部侧向患者胸部,以眼观察患者的胸部有无起伏。

2) 二听:以耳听患者的呼吸道有无气流通过的声音。

3) 三感觉:脸颊部靠近患者的口鼻,感觉有无呼出的气流拂面。

如果胸部无起伏,也无感觉且听不到气流呼出则可判定患者无自主呼吸。判断呼吸时间不超过 5~10 s(图 10-4)。

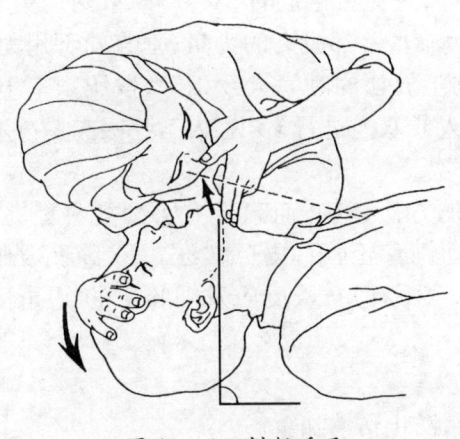

图 10-4　判断呼吸

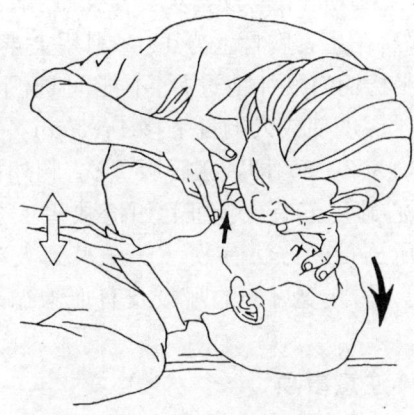

图 10-5　人工呼吸

(7) 人工呼吸:保持气道通畅。用按于患者前额手的拇指与示指捏紧鼻翼下端,把患者的鼻孔捏闭。抢救者深吸一口气后,把自己的口张开并紧贴患者嘴,把患者的口部完全包住,形成不透气的密闭状态,不应漏气。向患者的口内作缓慢而持续的吹气 1~

1.5 s。然后松开捏鼻的两指,抢救者再次深吸气,进行第 2 次吹气。有效的人工呼吸指征:吹气时,患者的胸廓扩张抬起;被动呼气时,可听到气体溢出声或脸颊部感觉到有气流拂面(图 10-5)。

(8) 触摸颈动脉搏动,判断循环体征:抢救者一手置于患者前额,使头部保持后仰,气道开放;另一手在靠近抢救者一侧用示指及中指尖先触及气管正中的喉结,然后向旁滑移 2 横指至甲状软骨与胸锁乳突肌之间的凹陷处,触摸颈动脉搏动,判断时间不超过 10s。如果意识丧失,同时颈动脉搏动消失,即可判定为心脏骤停(图 10-6)。

(9) 胸外心脏按压

1) 按压部位:胸骨中下 1/3。抢救者可将一手的示指与中指并拢沿患者一侧的肋弓向中间滑移,后于两侧肋弓的交点处摸到胸骨下切迹,然后将并拢的示指及中指横放在胸骨下切迹上方,以另一手的掌根部紧贴示指,此掌根部即为按压区,固定不要移动(图 10-7)。

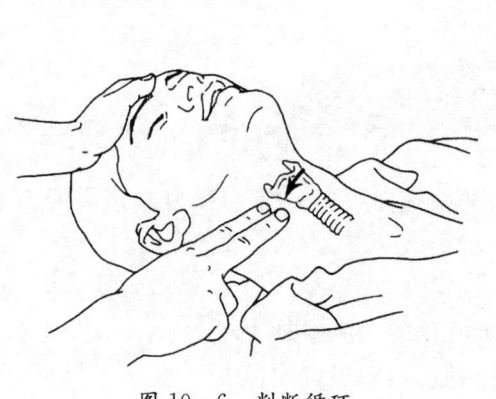

图 10-6 判断循环

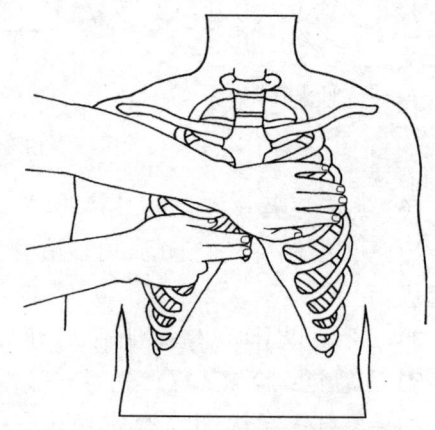

图 10-7 按压部位

2) 按压方法:抢救者双手交叉互扣,指尖翘起,避免接触肋骨,双臂伸直,两肘关节固定不动,双肩在患者胸骨上方正中,利用上半身体重和肩、臂部肌肉的力量,垂直向下用力按压。按压应平稳而有规律地进行,不能间断,下压及向上放松的时间大致相等,按压频率 100 次/min,按压深度使成人胸骨下移 4~5 cm。不论单人或双人进行 CPR,人工呼吸与胸外心脏按压比例均为 2:30,即人工呼吸 2 次,胸外按压 30 次。

3) 心肺复苏有效指征:如抢救者实施急救的方法正确,而患者有下列各种征兆时,则证明其所施行的方法有效:① 触摸到大动脉搏动,面、唇、甲、皮色转红。② 瞳孔收缩到正常大小。③ 恢复可知的呼吸及有血液循环表征。④ 有知觉、反应及呻吟。⑤ 心电图波形改善等。

(四) 注意事项

(1) 判断患者意识的时候,不宜剧烈摇晃患者,防止伤情加重。

(2) 将患者口腔内异物清除后再开放气道,否则异物易进入开放后的气道深部。

(3) 心肺复苏过程中,始终保持患者气道的通畅。

(4) 对患者进行人工呼吸的时候,吹气不宜过大,时间不宜过长,以免发生急性胃扩张。

(5) 胸外心脏按压部位要准确,按压时抢救者掌根部不能脱离患者胸壁,以免造成肋骨骨折、肝、肺、胃等内脏的损伤。

(6) 胸外心脏按压压力要适宜,节律均匀。用力垂直,不要左右摇摆。

(7) 心肺复苏抢救中断时间不得超过 10 s。

(8) 心肺复苏过程中,密切观察病情。

相关链接

生 存 链

AHA 用生存链(chain of survival)(图 10-8)来强调心脏骤停患者复苏时间的重要性。生存链包括:早期呼救、早期心肺复苏、早期除颤、早期高级生命支持。这四个步骤就像一个有四环相连的链一样,若其中一环受损或断裂,其功能就会减弱或消失,如果生存链的每一环都能紧密连接,伤病者的生存机会将会明显增加。

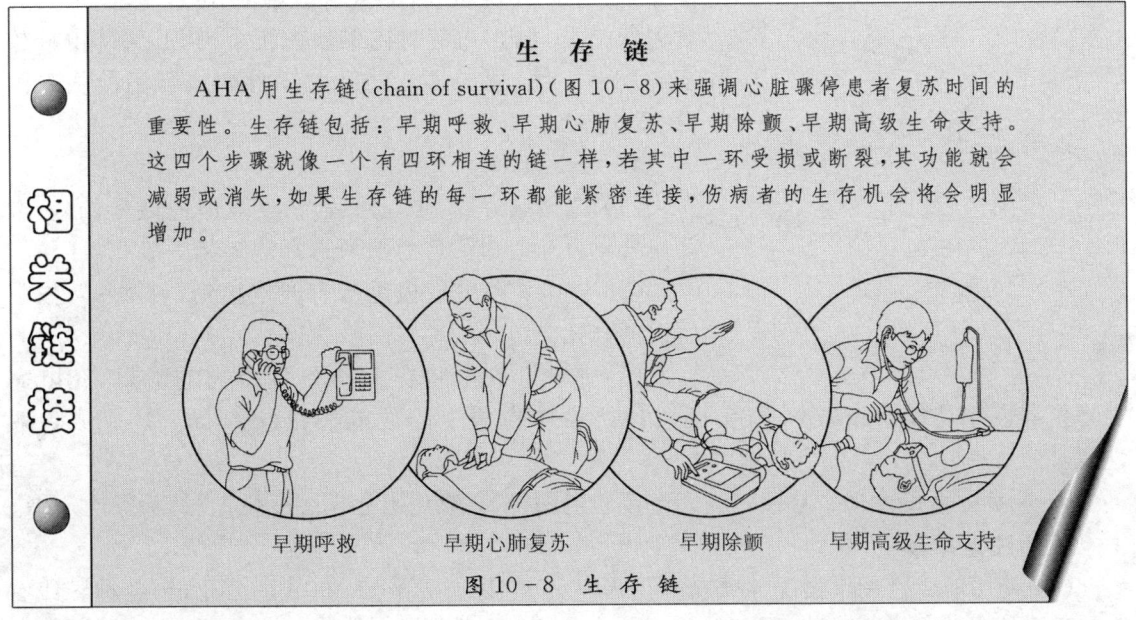

早期呼救　　早期心肺复苏　　早期除颤　　早期高级生命支持

图 10-8　生存链

二、电除颤术

电除颤术(defibrillation)是用较强的脉冲电流通过心脏来消除心律失常,使之恢复窦性心律的方法。电除颤术方式可分为同步和非同步两种。对于心脏骤停患者,常用非同步电除颤术。

(一) 操作目的

(1) 应用于严重快速心律失常。通过电击迫使心肌纤维产生除极,从而使自律性较高的起搏点(窦房结)控制整个心脏的起搏,即恢复窦性心律。多用于室扑、室颤。

(2) 通过局部阻断折返途径来消除心律失常。

(二) 操作前准备

1. **患者准备**　去枕平卧于硬板床。

2. **用物准备**　除颤仪,导电糊或盐水纱布,抢救车,电极片,重症护理记录单,监护仪。

3. **环境准备**　环境整洁、安全,有电源、电插座及吸氧、吸痰装置。

4. **操作者准备**　服装整洁,洗手,戴口罩。

(三) 操作步骤

1. **患者体位**　患者平卧于病床上,连接心电图机,确定患者存在室颤。将患者胸前衣物解开并移走其他异物,特别是金属类物品,如项链、衣扣等。

2. **准备电极板** 电除颤仪开机备用,电极板上均匀涂以导电糊,或包裹以4～5层生理盐水纱布。

3. **放置电极板** 电除颤仪有心底(STERMUM)和心尖(APEX)两个电极板。电极摆放的位置必须置于心脏的长轴线上,以便放电时对心脏产生最大的作用。心底部电极放在右胸上部,位于右胸骨旁第二肋间,即右锁骨内侧段的正下方;心尖部电极放在左胸外下部,位于第五肋间左锁骨中线与腋前线之间(图10-9)。

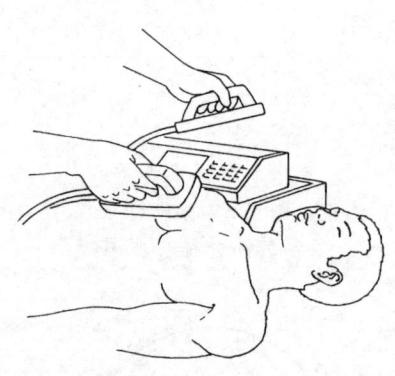

图 10-9 电除颤

4. **电除颤**

(1) 选择焦耳数:拨动旋转钮设置所需能量;心室颤动或扑动发生时电除颤首次所选择的能量一般200 J。

(2) 充电:心尖电极上带有充电按钮(charge),按下后仪器开始充电。

(3) 放电:充电将在10 s达到所需的能量,充电完成时仪器发出持续性蜂鸣声,双手同时按下两个电极上的放电按钮(discharge),完成除颤过程。

5. **监护心电图变化** 除颤完成后连接心电图机,观察患者心电图变化,了解除颤的效果。

(四) 注意事项

(1) 使用前应检查除颤仪各项功能是否良好,电源有无故障,充电是否充足,各种导线有无断裂和接触不良,同步性能是否正常。

(2) 尽早行电除颤。有研究表明,在没有其他抢救措施的情况下,室颤出现后4 min之内如能早期除颤,其除颤成功率仍可达到50%～70%。

(3) 除颤电极板要涂好导电糊,选择好位置后,使电极充分与患者接触。如电极板与胸壁连接不紧密,可产生电火花而严重烧伤皮肤。

(4) 保持患者皮肤清洁干燥,否则易在皮肤表面形成放电通路,发生短路而不通过心脏。

(5) 除颤时两电极板不能接触,间隔10 cm左右。

(6) 放电时,操作人员手握电极柄,不能与患者及患者床接触,其他人员要远离床旁,以免电击伤。操作人员不要接触盐水纱布或将导电糊涂在电极板以外的区域,以免发生危险。

(7) 直流电击期间要关闭氧气筒,以免操作时起火。

(8) 除颤完毕,应将两个电极板上的导电糊擦净,防治其干涸后使电极板表面不平,影响下次使用,易造成患者皮肤烧伤。

(9) 心电图显示室颤表现为细颤波形,室颤波形小于5 mV,可静脉注射肾上腺素1.0～2.0 mg后,再予以除颤。使用肾上腺素可使部分患者转化为粗颤,以提高除颤的成功率。

(10) 连续3次电击未能除颤成功,即停止再次电击除颤。

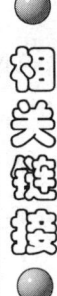

中医古代急救法

我国心肺复苏有悠久的历史,早在公元 3 世纪初期,著名医家张仲景所著《金匮要略·救自缢死》中,在急救自缢者时,就创用了人工呼吸术。《金匮要略·救自缢死》明确记载了急救自缢的相关技术及疗效观察指标、注意事项等。这一连串缜密细致的工作既有胸外心脏按压,也有拉臂压胸式、屈腿压腹式人工呼吸,与现代医学的心肺复苏术基本一致。此法在唐代孙思邈《千金要方》中作了具体介绍,是继张仲景人工呼吸法后又一伟大创举,可说是今日口对口呼吸法的鼻祖。

第二节 重症监护术

重症监护(intensive care)是指对收治的各类危重病患者,运用各种先进的医疗技术,现代化的监护和抢救设备,对其实施集中的加强治疗和护理,以最大限度地确保病人的生存及随后的生命质量。医学科学技术的日新月异,医学护理工作人员不仅要有广泛的医学和护理学基础理论知识,还需具备完整的危重病护理专业知识,并熟悉各种先进的治疗技术,能够掌握各种现代化监测仪器和支持脏器功能治疗仪器的使用,综合运用护理手段对各种常见危重患者进行正确护理,以助患者渡过危急时刻。

一、心电监护仪

心电监护仪(electrocardiogram monitor)是医院不可缺少的重要设备。通过 24 h 对各种生理参数的监测及分析,在患者生理功能参数超出某一数值时发出警报,提醒医护人员或患者家属进行抢救的一种监护系统,是医护人员诊断、治疗及抢救的重要参考来源。

(一) 操作目的

(1) 连续监测患者生命体征:心率、心律、呼吸、血压、SPO_2(氧饱和度),并以此作为判断患者病情变化的指标和依据。

(2) 通过及时监测,对患者病情变化作出准确地分析,为患者救治提供重要的参考依据。

(二) 操作前准备

1. **患者准备** 了解安装心电监护仪的目的、操作方法及步骤和配合要点。在进行监护前,协助患者做好胸前皮肤的清洁工作。患者处于平卧位。

2. **用物准备** 心电监护仪,血压计袖带,氧饱和度探头,电极片,纱布,乙醇,松节油,棉签,重症护理记录单。

3. **环境准备** 环境整洁、安静,关闭门窗,屏风遮挡。

4. **操作者准备** 服装整洁,洗手,戴口罩。了解患者的病情、临床诊断、意识状况,能否配合操作,熟悉心电监护仪应用的操作程序。

(三) 操作步骤

(1) 携用物至患者床旁,核对床号(住院号)、姓名,必要时通过腕带核对信息。

(2) 检测心电监护仪状态:检查监护仪控制件是否在正常位置。插上电源,仪器指示灯亮,仪器屏幕上显示监护画面,仪器备用。将心导联线与电极片连接,血压计袖带与导线相连,并检查氧饱和仪探头性能。

(3) 连接心电监护仪

1) 摆好患者体位,暴露患者胸部。必要时,用75%乙醇清洁患者皮肤。

2) 正确安放心电电极片于患者前胸部,并固定好。

3) 连接各导连线:监护使用的心电图连接方式有3电极导联、4电极导联及5电极导联不等。目前常用五电极导联,即右上(RA):胸骨右缘锁骨中线第一肋间;左上(LA):胸骨左缘锁骨中线第一肋间;右下(RL):右锁骨中线剑突水平处;左下(LL):左锁骨中线剑突水平处。胸导联(C):胸骨左缘第四肋间(图10-10)。

4) 选择较为清晰的导联,一般选用Ⅱ导联。

(4) 无创血压监测:将血压计袖带缚于患者的左(右)上臂肱动脉处。

(5) 氧饱和度监测:将氧饱和度探头置于患者指端,有灯泡(光束)面位于患者的指甲背面。

(6) 给患者盖被保暖,并解释安慰。

(7) 设置监护仪各种参数

1) 设定血压:按下"血压周期设置键",根据医嘱及病情,通过旋转"选择键"来设置所需的时间周期,再按下"血压启动键",仪器默认所设置的血压周期测定,血压测量完

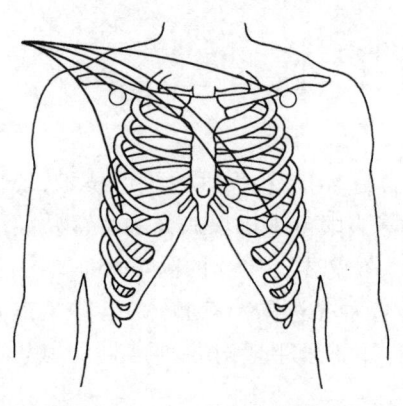

图10-10 心电监护导联部位

毕,显示屏上出现相应的血压数值。并设置血压报警的上下限值,并使"ALARM"处于"ON"。

2) 设定心率:设定报警的上下限值,并使"ALARM"处于"ON"。

3) 设定氧饱和度:设定报警的上下限值,并使"ALARM"处于"ON"。

(8) 观察监护仪上的各种数值,并记录于护理记录单上。

(9) 嘱咐患者注意事项,整理、固定各种导线及用物。

(10) 停止监护,撤监护仪。

1) 遵医嘱停止患者的监护,首先向患者解释,以取得患者的配合。

2) 按下监护仪"关机键"。

3) 把各导线从患者身上取下,撤除患者身上的电极片、血压计袖带、氧饱和度探头。

4) 用松节油和75%乙醇清洁患者粘贴电极片部位的皮肤,并安置好患者体位,保持床单位整洁。

5) 记录患者的情况和停止监护的时间。

6) 整理用物,推回原位放置,用75%乙醇擦拭监护仪、各导连线、血压计袖带等。及时补充电极片、心电图纸,以便备用。

(四) 监护系统主要观察指标

(1) 定时观察并记录心率和心律。

(2) 定时观察心电图的变化,如是否有P波,P波的形态、高度、宽度;P-R间期、Q-T间

期、QRS 波形是否正常,有无"漏搏";观察 T 波是否正常。注意有无异常波形出现。

(3) SPO_2 监测得到患者的血氧饱和程度,从而间接了解患者血氧分压的高低,从而判断组织的供氧情况。

(4) 观察血压的变化。

(五) 注意事项

(1) 仪器须放在平台上,四周通风,保持干燥,避免潮湿。使用前需检查仪器及各输出电缆线是否有断裂、破损,如仪器表面潮湿,先用干布擦干后再用。清洁仪器时,不要使用稀释剂或苯等化学溶剂,以免损坏仪器表面深层。定期检查仪器性能。

(2) 监护前需要确认患者心前区皮肤无粘贴电极片的禁忌。心电电极片贴放部位要准确,与患者皮肤接触良好。

(3) SPO_2、血压袖带放置于患者的健侧肢体,松紧适宜(1 指),SPO_2 探头有灯泡端置于患者指甲背面。禁止在输液或插管肢体上测量血压,局部皮肤破损者禁止绑袖带。

(4) 定期更换电极片,多为每天更换。减少对皮肤的刺激。更换电极片时,胸前位置也可略微错开。

(5) 整理并固定各种导线,不得折叠、扭曲、互相缠绕,不宜从腋下穿过,以免脱落。

(6) 根据患者情况及医嘱正确设置各参数监测范围。经常巡回,及时观察并处理异常监测值。

(7) 当仪器监护于患者身上时,嘱咐患者及家属不要把东西放在仪器上面及其周围,不能自行随意取下心电、血压、血氧监测连接线,以免发生意外。并告知家属不可在监护仪附近使用手机以免干扰仪器。

二、人工机械通气治疗

人工机械通气(artificial mechanical ventilation)是在患者自然通气和(或)氧合功能出现障碍时,运用器械(主要是呼吸机)使患者恢复有效通气并改善氧合的方法。

(一) 操作目的

(1) 改善患者通气、换气功能,纠正缺氧或二氧化碳潴留,减少呼吸做功。

(2) 纠正急性呼吸性酸中毒、纠正低氧血症,缓解呼吸肌疲劳,防止肺不张,为安全使用镇静和肌松剂提供通气保障。

(二) 操作前准备

1. **患者准备** 对清醒患者进行解释,使之了解机械通气的目的、操作方法及步骤和配合要点,以取得配合。患者处于平卧位。

2. **用物准备** 呼吸机,并正确连接各通气管路;湿化器中加入灭菌蒸馏水至刻度,并调节温度至 34~36℃;人工呼吸气囊备用。

3. **环境准备** 环境整洁、安静,关闭门窗,屏风遮挡。

4. **操作者准备** 服装整洁,洗手,戴口罩。了解患者的病情、临床诊断、意识状况,能否配合操作,熟悉呼吸机应用的操作程序。

(三) 操作步骤

(1) 携用物至患者床旁,核对床号、姓名,并向患者解释,以取得合作。

(2) 将呼吸机管道、氧气和电源连接好,接上模拟肺。开机并进行机器自检。

(3) 选择呼吸模式：呼吸机的通气按照应用类型可分为控制性机械通气（controlled mechanical ventilation，CMV）和辅助性机械通气（assisted mechanical ventilation，AMV）。在选择呼吸模式前需要先确定是控制呼吸还是辅助呼吸，然后确定机械通气的模式。常见的机械通气的模式有：

1）间歇正压呼吸（intermittent positive pressure ventilation，IPPV）：IPPV 也称机械控制通气（CMV）。主要用于没有自主呼吸的患者，因有自主呼吸的患者会发生呼吸对抗。该模式目前已很少用。

2）持续正压气道通气（continuous positive airway pressure，CPAP）：主要用于有自主呼吸的患者。该模式可使患者在整个呼吸周期以内的气道均保持正压，有助于防止肺萎缩，增加功能残气量，改善肺顺应性。

3）同步间歇指令通气（synchronized intermittent mandatory ventilation，SIMV）：这是一种患者自主呼吸与控制通气相结合的呼吸模式。SIMV 能与患者的自主呼吸同步，减少患者与呼吸机的对抗，增加人机协调。可用于患者脱机前的训练和过渡。

4）压力支持通气（pressure support ventilation，PSV）：主要用于有一定自主呼吸能力而且比较强的时候，呼吸中枢驱动稳定的患者。当设定水平适当时，则少有人-机对抗，可减轻呼吸肌的废用性萎缩。PSV 还可应用于呼吸机的撤离。

(4) 设置呼吸机参数：呼吸机的成人常用参数：潮气量：8～10 ml/kg；呼吸频率：10～15 次/min；吸/呼时间比：1∶1.5～2；氧含量：30%～40%；气道压力：15～20 cmH_2O；呼气末正压（PEEP）：5～10 cmH_2O。

(5) 设置报警参数：常用的呼吸机报警参数包括通气报警、压力报警和氧浓度报警等。随着呼吸机的不断改进和发展，呼吸机的各种报警参数日益增多并完善。

(6) 检查呼吸机各连接处是否漏气，工作是否正常，各指标的显示状态。若无异常，取下模拟肺，将呼吸机管道与患者的通气管道相连接，再次检查呼吸机工作是否正常，并妥善固定呼吸机各管道。

(7) 协助患者取舒适体位，整理床单位。

(8) 使用过程中应密切观察患者情况，并详细记录。

1）观察胸部运动情况，胸廓膨胀是否对称，听诊呼吸音，观察有无口唇和指甲紫绀、意识状态、生命体征、SPO_2。

2）观察患者呼吸道是否通畅，有无痰液阻塞的情况。定期吸痰，观察痰液的色、质、量。观察气道压力表上的气道压力来判断通气情况。

(9) 撤除呼吸机

1）遵医嘱停用呼吸机，向患者进行解释，以取得其配合。同时撤机时备人工呼吸气囊。

2）撤除连接患者和呼吸机的各管道。

3）关闭呼吸机，再关闭气源。

4）记录患者的基本情况，生命体征等和停用呼吸机的时间。

5）整理用物，将呼吸机及各连接管道进行消毒处理。

(四) 注意事项

(1) 使用过程中，注意各管道和电源接插头的连接情况，观察有无连接管道的松动，漏气或脱落现象。

(2) 监测湿化器的温度和水量,防止出现温度过高,灼伤呼吸道;过低或者水量不足,会影响吸入气体的加温加湿效果。

(3) 严密观察患者生命体征变化并做好记录。

(4) 应用呼吸机治疗时,应始终保持患者呼吸道通畅,及时清除呼吸道分泌物。严格无菌吸痰操作,吸痰前后应给予纯氧吸入。

(5) 定期更换连接患者气道的管道,防止交叉感染。

(6) 呼吸机使用完毕后,清洁擦拭,注意保养。将连接的螺纹管道卸下用清水冲洗浸泡,消毒 30 min,晾干备用。

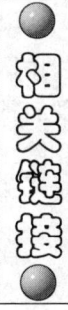

ICU 发展历史

ICU 思想源于现代护理学创始人南丁格尔。她认为把患者集中起来看护能提高治疗效果,并降低死亡率。这一理念是 ICU 组织管理的思想基础。南丁格尔的思想为什么会在今天演绎出 ICU?这是现代文明的需要,社会、科学、经济发展的结果。1970 年美国一批来自各临床专业的医务工作者聚集在芝加哥,讨论 ICU 以及危重病患者的抢救和治疗的现状和未来,宣布成立美国危重病医学会。一个新的医学专业诞生了。

(廖晓琴　陆海英)

思 考 题

1. 男,37 岁。因车祸,腹部撞伤,感到腹痛,下肢开放性骨折。被救护车送入医院就诊。患者颈动脉搏动消失,心电图为室颤。请问:当班护士应立即采取哪些处理措施?

2. 女,65 岁。有心绞痛病史,主诉胸前区疼痛已持续 1 h 未缓解,向左肩部放射。心电图显示 ST 段抬高。30 min 后,心电图显示:QRS 波群消失,代之以大小不等、形态各异的颤动波,频率为 250 次/min。请问:

(1) 该患者发生了什么情况?

(2) 应该做何种紧急处理?操作时要注意哪些问题?

3. 男,75 岁。因"肺部感染,COPD,Ⅱ型呼吸衰竭"入院。查体:T 38.5℃,P 110 次/min,R 24 次/min,BP 150/85 mmHg,患者烦躁、面色发绀,两肺底闻及湿啰音,心律不齐,腹平软,肝脾肋下未及。动脉血气:PaO_2 60 mmHg,$PaCO_2$ 50 mmHg。请问:

(1) 患者入院后,需要做哪些监护来进行观察?

(2) 做上述操作时应注意哪些问题?

第十一章 中医护理技术

在历史的长河中,医药和护理均是人类的需要。随着社会的进步和医学科学的发展,中医护理经验也被不断地挖掘和整理,总结和创新,并逐步系统化、规范化、理论化,形成了现有的中医护理技术。它历史悠久,内容丰富,具有疗效确切、简便易行、适应范围广泛的特点。除了常用的针法、灸法、罐法外,还有刮痧、中药外敷、药熨、熏洗、药浴等,至今仍普遍用于临床。本章节将介绍临床常用的中医护理技术操作方法,以满足广大医学生的学习需要。

第一节 中药外用

中药外用是历史最悠久的用药方法之一。人类为了生存,在与大自然的拼挣中,必然会遭到外界的伤害。为了保护自己,他们学会了用草茎、泥土、树叶对伤口进行涂裹包扎,这是最早的外科包扎止血法。如我国目前发现最早的医学文献《五十二病方》载有许多外敷方剂,用以治疗创伤、外伤等。本节重点介绍中药外敷法、中药湿敷法、中药浴疗法、中药离子导入法。

一、中药外敷

中药外敷法是将中药研成细末,并与各种不同的基质调成糊状制剂敷布于穴位或患处,以治疗疾病的一种外治法,古时又称敷贴。中药可选用干药或鲜药,干药应研成粉剂,新鲜中草药应洗净后在乳钵内捣烂。本疗法渊源流长,马王堆汉墓出土的《五十二病方》载有许多外敷方剂,用以治疗创伤、疮疡等病证;晋代葛洪《肘后备急方》载有用鸡子白、醋、猪脂、水蜜、酒等作为外敷药的调和剂治疗皮肤病;唐代孟诜《食疗本草》用胡桃研泥外敷治疗白发;宋代《太平惠民方》以地龙粪研饼敷在小儿囟门,治疗小儿头热、鼻塞;明代《普济方》用生附子研末和葱涎为泥,敷涌泉穴,治疗鼻渊等;清代吴尚先《理瀹骈文》集敷贴疗法之大成,标志着本疗法的临床应用更为完善。

(一)目的

中药外敷法根据药物性味的不同,具有通经活络、活血化瘀、消肿止痛、清热解毒和祛瘀生新等作用。外敷的中药通过刺激相应的穴位,调和营卫,疏通经络,协调脏腑的功能。由于经络有"内属脏腑、外络肢节、沟通表里、贯穿上下"的作用,因此,敷药法不仅可以治疗局部病证,还能治疗全身病证。

(二) 操作前准备

1. **患者准备** ① 详细询问患者的中药用药史、中药药物过敏史。② 了解患者的意识、心理状态及合作程度。③ 向患者解释操作目的、主要步骤、配合要点以及相关事项,说明所用中药的作用及可能产生的副作用,以取得患者和(或)家属对执行该操作的知情同意。④ 根据病情安置安全舒适体位,检查局部的皮肤情况。

2. **用物准备** 治疗盘,弯盘,治疗碗,棉纸或玻璃纸,油膏刀,药物(粉)及调和剂,开水(70℃以上)、棉花若干,胶布或绷带。若敷新鲜中草药,需备乳钵。

3. **环境准备** 光线充足、清洁、干燥、安静,有条件者在治疗室操作。

4. **操作者准备** 服装整洁,洗手,戴口罩。

(三) 操作步骤

(1) 备齐用物至患者床旁。核对床号(住院号)、姓名,必要时通过腕带核对信息。

(2) 协助患者暴露患处,清洁患部,躯体及会阴部敷药时,要用屏风遮挡。注意保暖,防止直接吹风受凉。

(3) 根据患处面积或穴位部位取合适的玻璃纸或棉纸,用油膏刀将所需药物糊剂均匀地平摊于玻璃纸或棉纸上,厚度为 1.5~2 cm,并在药物周围围上棉花。药物摊制厚薄要均匀,太薄则药力不够,太厚则浪费药物,且易溢出污染衣被。

(4) 敷药时要注意温度适宜,避免烫伤或冻伤。操作者在自身前臂内侧试温,再在患者患处或穴位试温,温度为患者可以接受为度,轻敷于患处或穴位,以胶布或绷带固定。

(5) 掌握好药物的干湿程度,免于流淌污染衣被。若药物变干,须随时更换,或加调和剂湿润后再敷上。

(6) 用于疮疡初起时,宜敷满整个病变部位,敷药面积应超过肿势范围 2 cm;如毒已结聚或溃后余肿未消,宜敷于患处四周,中间不用敷布,有利于脓毒外泄;特殊部位如乳痈敷药时,应使乳头露出,以免乳汁溢出污染敷料。

(7) 操作后处理。① 协助患者取安全舒适卧位,整理床单位。② 清理用物,按医院消毒隔离原则处理。③ 洗手。④ 观察并记录结果。

(8) 操作结束 30 min 后巡视患者,观察药效反应,若出现瘙痒、红疹、水泡等皮肤过敏反应,应立即停止敷药,并进行抗过敏处理。

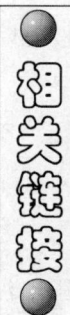

调 制 敷 贴

敷贴的调制是将药粉倒入治疗碗内,倒入开水调制成糊状;新鲜中草药洗净晾干后置乳钵内捣烂调制。在调制过程中,可根据不同的病情使用不同的基质调制。以凡士林调制的,取其滑润护肤;以油类调制的,取其保湿润肤;以鸡蛋清、蜂蜜调制的,取其缓和药物刺激,促使疮口生肌;以醋调制的,取其散瘀解毒,收敛止痛;以酒调制的,取其助行药力,温经散寒;以葱、姜、蒜汁调制的,取其辛香散邪;以菊花汁、银花露调制的,取其清凉解毒等。

二、中药湿敷

湿敷法是用药物煎汤后在患部进行湿敷,本疗法是在传统的中草药捣烂外敷疗法的基础上发展起来的,曾广泛流传于民间。该法属中医外治法的溻渍法范畴。《外科精义》曰:"夫溻渍疮肿之法,宣通行表,发散邪气,使疮内消也。盖汤水有荡涤之功——此谓疏导腠理,通调血脉,使无凝滞也。"

(一) 目的

湿敷法是采用中草药煎汤或取汁后用纱布直接湿敷患处,以使疮口洁净,祛除毒邪,从而达到治疗目的。用于疮疡初起的,能深引毒邪,以内达外,移深居浅,化大为小,以至消散于无形;用于肿疡的,多有疏通腠理,宣拔邪气,调和血脉,束毒消肿;用于溃疡的,多具消毒脱腐,去滞止痛,除旧生新;用于穴位的,循行于经络血脉,内达脏腑,调理脏腑功能。

(二) 操作前准备

1. **患者准备** ① 详细询问患者的中药用药史、中药药物过敏史。② 了解患者的意识、心理状态及合作程度。③ 向患者解释操作目的、主要步骤、配合要点以及相关事项,说明所用中药的作用及可能产生的副作用,以取得患者和(或)家属对执行该操作的知情同意。④ 根据病情安置安全舒适体位,检查局部的皮肤情况。

2. **用物准备** 治疗盘,弯盘,卵圆钳2把,敷布(用4~6层纱布制成),中药液,绷带,橡胶单,中单。

3. **环境准备** 光线充足、清洁、安静,有条件者最好在治疗室操作。

4. **操作者准备** 服装整洁,洗手,戴口罩。

(三) 操作步骤

(1) 备齐用物至患者床旁。核对床号(住院号)、姓名,必要时通过腕带核对信息。

(2) 协助患者暴露患处,下垫中单、胶单,必要时用屏风遮挡,注意保暖。

(3) 将温度适宜的药液倒入弯盘内,置敷布于药液中浸湿,然后取出稍加拧挤至不滴水为度,覆盖于患处,并轻压使之与皮损处密切接触,敷布大小宜与患处相当。有伤口部位在进行湿敷前应揭去敷料,湿敷完毕后按换药法重新包扎伤口。并严格执行无菌技术操作规程,避免交叉感染。

(4) 水温要适宜,以免烫伤或受凉,操作时不要外盖不透气的敷料如油纸、塑料膜等,以免阻止渗出性病变的水分蒸发而加重病情。湿敷时每5~10 min更换敷布1次,敷布要保持潮湿,紧贴皮损,一般每日湿敷2~3次,每次30~60 min。

(5) 湿敷完毕,取下敷布,擦干局部皮肤,取下中单、胶单。

(6) 操作结束后处理:① 协助患者取安全舒适卧位,整理床单位。② 清理用物,按医院消毒隔离原则处理。③ 洗手。④ 观察并记录结果。

(7) 操作结束30 min后巡视患者,观察药效反应,若出现瘙痒、红疹、水泡等皮肤过敏反应,应立即进行抗过敏处理。

三、浴 疗

浴疗属中医的"熏洗法"范畴,为历代医家所重视并普遍使用。本疗法起源甚早,马王堆汉墓出土的《五十二病方》中已载有熏洗方八首。唐代《千金翼方》、《外台秘要》中,熏洗疗法已推广应用于痈疽、瘾疹、白屑、丹毒、漆疮、烫伤、冻疮、手足皲裂以及妇科、眼科等疾病。金元时期张子和把熏洗疗法列为治病之大法。它以中药性味功能和脏腑经络学说理论为依据,选用一定的方药经过不同加热方法而产生温热药气,利用中草药的热力或蒸汽切于皮肤、切于肉理,摄于吸气、融于渗液,达到开泄腠理、散邪解肌、清热解毒、消肿止痛、杀虫止痒、温经通络、活血化瘀、疏风散寒、祛风除湿、协调脏腑功能等。根据熏洗的部位分为全身药浴和局部药浴。局部药浴又分坐浴、沐足、四肢熏洗、眼部熏洗等。

(一) 目的
浴疗是将药物煎汤滤去药渣,趁热进行全身或局部熏、洗、浴等,通过中药的药性直接作用于局部,使皮肤的吸收作用、经络的沟通作用、脏腑的调节作用达到治病目的。

(二) 操作前准备
1. 患者准备　① 详细询问患者的中药用药史、中药药物过敏史。② 了解患者的意识、心理状态及合作程度。③ 向患者解释操作目的、主要步骤、配合要点以及相关事项,说明所用中药的作用及可能产生的副作用,以取得患者和(或)家属对执行该操作的知情同意。④ 根据病情取合适安全体位,并检查局部皮肤状况,对患者进行安全保护教育。

2. 用物准备
(1) 全身药浴法:浴缸或大浴盆(可浸入全身露出头部)、药液、水温计、坐架、罩单、浴巾、软毛巾、拖鞋、衣裤。
(2) 坐浴法:治疗盘,小毛巾,药液,水温计,坐浴盆,坐浴椅,有孔木盖,必要时备屏风。
(3) 四肢熏洗法:面盆,药液,大毛巾或中单,卵圆钳,水温计,小毛巾,必要时备屏风。如有条件可用中草药熏蒸治疗机。
(4) 足浴:性能正常的足浴器,药液,中毛巾,水温计,拖鞋等(如果使用原始木桶,检查木桶是否漏水)。

3. 环境准备　光线充足、清洁、安静,有条件者最好在治疗室或专用浴室进行。调节浴室的温度。浴室空气要流通。

4. 操作者准备　服装整洁,洗手,戴口罩。

(三) 操作步骤
1. 全身药浴法
(1) 备齐用物至患者所在浴室。核对床号(住院号)、姓名,必要时通过腕带核对信息。
(2) 浴缸内的水温为50℃,将过滤后的药液倒入浴盆或浴缸内,稳妥放好坐架、试温,保证设备安全。
(3) 必要时协助患者脱掉衣服,用浴巾裹身进入浴室。
(4) 去浴巾,扶患者坐在浴盆坐架上,用罩单围住全身,仅露出头面,使药液蒸气熏蒸全身。
(5) 待药液降温后,将全身浸泡于药液中,用软毛巾协助患者拭洗,活动四肢关节。
(6) 密切观察患者的面色、呼吸、脉搏,询问患者是否有不适感,及时调节药液温度,浸泡时间一般为20~40 min。
(7) 洗浴结束后,用温水冲去皮肤上的药液,擦干,协助患者穿好衣服,送回病床休息。
(8) 全身蒸气浴室应设观察窗口,以便随时观察患者情况。全身熏蒸者不宜出汗过多,注意观察汗出的多少,在熏蒸前适量饮水可防过多出汗而虚脱。如患者出现心慌、气促、面色赤热或苍白、出大汗等情况应马上出浴,进行对症处理。对体质虚弱、年老、儿童或肢体活动不便者应协助洗浴并严密观察。
(9) 操作结束后处理:① 协助患者取安全舒适卧位,整理床单位。② 清理用物,按医院消毒隔离原则处理。③ 洗手。④ 观察并记录结果。

2. 坐浴法

(1) 备齐用物至患者病房。如为双人房可在洗手间进行。核对床号(住院号)、姓名,必要时通过腕带核对信息。

(2) 将滤去药渣的药液倒入盆内,盖上有孔木盖。

(3) 协助患者将裤脱至膝盖,露出臀部,坐在木盖上熏,待药液降温后移去木盖,坐入盆中泡洗,时间20~30 min。坐浴时根据病情安排陪伴,嘱患者如有不适感应立即停止坐浴,并协助患者卧床休息。

(4) 操作结束后处理:① 协助患者取安全舒适卧位,整理床单位。② 清理用物,按医院消毒隔离原则处理。③ 洗手。④ 观察并记录结果。

3. 四肢熏蒸法

(1) 备齐用物至患者床前。核对床号(住院号)、姓名,必要时通过腕带核对信息。

(2) 上肢熏洗法:床上铺好胶单,将药液趁热倒入盆内放于胶单上。

(3) 将患肢架于盆上,用浴巾或布单围盖住患肢及盆,使药液蒸汽熏蒸患肢。待温度下降后,将患肢浸泡于药液中,时间约10 min。

(4) 下肢熏洗法:将煎好的药液趁热倒入木桶或铁桶中,桶内置1只小木凳,略高出药液面。患者坐位,将患足放在桶内小木凳上,用布单将桶口及腿盖严,进行熏蒸。待药液温度下降后,取出小木凳,将患足浸泡药液中,时间10~20 min。根据病情需要,药液可浸至踝关节或膝关节部位。

(5) 浸泡完毕,擦干患肢,撤去橡胶单(药液可留至下次再用,用完需即煮沸待用,一般每剂药液可泡2~3次)。叮嘱患者熏蒸后30 min才能外出,以防感冒。

(6) 采用中草药治疗机熏蒸时,先检查机器的性能、有无漏电现象,以防发生意外。用冷水浸泡药物20~60 min后,放入熏蒸机贮药罐内,接通电源预热机身(夏季15 min,冬季20~25 min),然后调好机器参数,如夏季32℃,秋冬季节32~35℃。患者暴露躯体坐在椅上或卧于治疗床上熏蒸,每日1~2次。协助患者随时擦干汗液。熏蒸过程若感到不适,应立即停止,协助患者卧床休息。

(7) 操作结束后处理:① 协助患者取安全舒适卧位,整理床单位。② 清理用物,按医院消毒隔离原则处理。③ 洗手。④ 观察并记录结果。

4. 沐足

(1) 备好用物至患者床前。核对床号(住院号)、姓名,必要时通过腕带核对信息。

(2) 将中药煎剂或免煎颗粒倒入容器盆内,加入适量的热水,调节水温为38~42℃。

(3) 在沐足器(或木桶)上套好一次性的塑料袋,将已经配好的药液倒入沐足器中。协助患者将双足浸入药液中,询问患者感觉,插上电源,调节沐足模式,设置时间。沐足完毕,用干毛巾协助患者擦干双足。

(4) 操作结束后处理:① 协助患者取安全舒适卧位,整理床单位。② 清理用物,按医院消毒隔离原则处理。③ 洗手。④ 观察并记录结果。

四、中药离子导入

离子导入疗法,是应用浸有中草药液的电极板,放置在人体穴位上,通过药物离子透入仪输出的直流电,将中药药液离子透入穴位,收到药物与电刺激穴位双重治疗效应,是一种古老药物穴位透入与现代科学相结合的外治疗法。

直流电药离子导入始于20世纪60年代末期,80年代在国内已较广泛应用,近年药物离子导入仪的仪器也不断更新,使其性能更安全可靠。中药直流电导入方法与一般的有机化合物导入相同,在应用前必须先确定中药的有效成分和导入极性。

(一) 目的
离子导入法是将所需导入的药物放在极性和该离子的电极板相同的直流电极下,通过电流通电时由于同性相斥,异性相吸的原理,离子产生定向移动,通过皮肤的汗腺管而被导入人体达到治疗的作用。

(二) 操作前准备
1. **患者准备** ① 详细询问患者的中药用药史、中药药物过敏史。② 了解患者的意识、心理状态及合作程度。③ 向患者解释操作目的、主要步骤、配合要点以及相关事项,说明所用中药的作用及可能产生的副作用,以取得患者和(或)家属对执行该操作的知情同意。④ 根据病情取安全合适部位,并检查局部皮肤状况。对患者进行安全保护教育。⑤ 嘱患者排空小便。⑥ 告诉患者在治疗过程中可能出现麻或轻微触电的感觉,在治疗途中不要移动体位,以免发生意外。

2. **用物准备**
(1) 性能正常的直流感应电疗机1台,强度旋钮应在零位。
(2) 治疗盘放治疗碗、衬垫、镊子、纱布、绷带、塑料薄膜、沙包,必要时备屏风。中药离子导入法常用中药有川乌、草乌、丹参、红花、当归、威灵仙、桂枝、羌活、防风等。

3. **环境准备** 光线充足,清洁,安静。有用电安全设备。

4. **操作者准备** 服装整洁,洗手,戴口罩。

(三) 操作步骤
(1) 备好用物至患者床前。核对床号(住院号)、姓名,必要时通过腕带核对信息。

(2) 将药物浸湿的衬垫拧至不滴水,放在患处贴紧皮肤,根据药物选择电极,带负离子药物衬垫放在负极板下(黑色导线);带正离子药物衬垫放在正极板下(红色导线)。连接好以后把塑料薄膜放在电极板上,然后用沙包和绷带固定。电极板的金属部分必须用衬垫垫好,不能与皮肤接触,防止烧伤。皮肤病、心脑疾病重症、传染病及妊娠妇女禁用此疗法。如在治疗中需要多种中药时或有些中药极性目前尚不清楚时,可以暂时在两极性上同时放药,单味中药要知道极性,切勿搞错。

(3) 打开电源开关,待灯丝充分加热(1~2 min),再缓慢调增到预定的电流强度。一般局部电流量不超过40 mA,全身电流量不超过60 mA,小部位如指关节电流量不超过10 mA,面部电流量不超过5 mA。治疗过程中,不得变换电极板上的极性,若需要变换时,应先将输出强度旋钮退回至零位之后,方可变换极性,再重新调节治疗电流量。

(4) 治疗中要经常巡视患者,了解治疗中的感觉,如出现灼痛感,可能是电极与皮肤接触不好,先关闭电源再作调整。

(5) 治疗时间一般每次20~30 min,儿童不超过10~15 min。每日1次,10~15次为1个疗程。多次治疗后,电极下的皮肤由于电解产物的刺激,可能出现瘙痒、脱屑、小的皲裂及皮疹等反应,可用青黛膏、甘油或皮炎平霜外涂,不可用手搔抓。发生电灼伤应按烧伤处理,注意预防感染。治疗结束时,要将电位器逐渐调至"O"位,再关闭电源开关,以免患者受到突然断电的电击感而出现不适。拆离沙包或绷带,取出衬垫,擦净局部皮肤。

(6) 操作结束后处理:① 协助患者取安全舒适卧位,整理床单位。② 清理用物,按医院消毒隔离原则处理。③ 洗手。④ 观察并记录结果。

(四) 注意事项

(1) 必须注意带正电的药物离子用正极导入,带负电的药物离子从负电导入,药物离子极性必须和仪器的极性一致。补垫应有记号,正负极性要分开,一个衬垫供一种药物使用,用后洗去药液并消毒,以免寄生离子相互沾染。

(2) 治疗中嘱患者不可触动仪器,不可移动体位,不能移动衬垫和入睡,不能触摸金属物体。

(3) 铅制电极板不能直接放在人体穴位上,在治疗中,电极下产生酸性或碱性电介产物,可对皮肤造成化学性刺激,故须放有温湿衬垫,以吸收电解产物。

(4) 凡高热、恶病质、心力衰竭、湿疹,对直流电不能耐受者不宜使用。

常用中药离子极性见表 11-1。

表 11-1 常用中药离子极性

药物	极性	名称	浓度
黄连素	+	黄连素溶液	
大黄	+	大黄液	10%
大蒜	+	大蒜液	2%
黄芩	+	黄芩液	10%
草乌	+	草乌液	10%
地榆	+	地榆液	25%
双钩藤	+	双勾藤液	10%~20%煎剂
杜仲	+		10%
淫羊藿	−		2.5%~5%
酸枣仁	+		
远志	+		
黄柏	+		
吴茱萸	+		
延胡索	+		
丹参	±		
威灵仙	−		1:1
毛冬青	−		1:1
陈醋	−		

第二节 其他技术

《内经》中记载的中医护理技术很多,如针灸、推拿、刮痧、敷贴、热熨等。《素问·异法方宜论》中曾经讲到各种护理诊疗技术,如九针、灸焫、导引、按摩等。九针又发展成为目前的毫针、三棱针、梅花针及外科手术用具。《内经》的"熨法",以后逐渐发展为药熨、汤熨、针熨、酒熨、铁熨、土熨等。晋、唐以后,随着针灸学的迅速发展,一些医家把外敷法和经络孔穴特殊功能结合起来应用,诞生了穴位敷药法,大大提高了疗效。本节重点介绍刮痧法、药熨法、蜡疗法、天灸法、开天门法。

一、刮痧法

刮痧法是用边缘钝滑的器具,如铜钱、瓷匙、水牛角、檀香木板等,蘸上水或香油或润滑剂之类,在人体某一部位的皮肤上进行刮磨,使局部皮肤出现痧斑或痧痕的一种外治方法。

刮痧疗法,历史悠久,渊源流长。其确切的发明年代及发明人,难以考证。较早记载这一疗法的,是元代医家危亦林在公元1337年撰成的《世医得效方》。

(一) 目的

刮痧疗法的基本原理是基于人体的脏腑、营卫、经络、腧穴的学说之上的,它通过运用一定的工具刮摩人体皮肤,作用于某些腧穴(即刮痧的经穴部位)上,产生一定的刺激作用,一方面可疏通腠理,使脏腑秽浊之气通达于外,促使周身气血流畅,逐邪外出,达到治病的目的;另一方面疏通经络,通调营卫,和谐脏腑。脏腑协调,营卫通利,经络顺畅,腧穴透达,则人之生命活动正常,人体健康,而疾病即无由发生,从而达到保健的目的。

(二) 操作前准备

1. **患者准备** ① 详细询问患者的中药用药史、中药药物过敏史。② 了解患者的意识、心理状态及合作程度。③ 向患者解释操作目的、主要步骤、配合要点以及相关事项,说明所用中药的作用及可能产生的副作用,以取得患者和(或)家属对执行该操作的知情同意。④ 根据病情取合适安全体位,并检查局部皮肤状况,充分暴露刮痧的部位。⑤ 嘱患者排空小便。

2. **用物准备** 治疗盘,刮具(检查刮具边缘的完整性和圆滑性),水或香油或润滑剂或药液,70%酒精棉球,无菌持物钳,必要时备大毛巾、屏风等。

3. **环境准备** 光线充足,清洁,安静,关门窗。

4. **操作者准备** 服装整洁,洗手,戴口罩。

(三) 操作步骤

(1) 备好用物至患者床前。核对床号(住院号)、姓名,必要时通过腕带核对信息。

(2) 一手固定患者,一手持刮具,蘸上水或香油或润滑剂,在选定的部位由内向外,从上到下刮磨皮肤。先试刮,手法从轻到重。刮痧时用力以患者耐受为度,勿刮损皮肤。如刮背部,应向脊柱两则沿肋间呈弧状对称地刮,每次刮8~9条,每条长6~15 cm。

(3) 刮动数次,刮具干涩时,及时蘸湿再刮,至皮下呈现红色或紫色充血瘀点为止。必要时用70%乙醇清洁局部皮肤。

(4) 刮痧过程随时观察病情。如出现疼痛异常,冷汗不止,胸闷烦躁等情况时,应停止刮痧,即对症处理。

(5) 操作结束后处理:① 协助患者取安全舒适卧位,整理床单位。② 清理用物,按医院消毒隔离原则处理。③ 洗手。④ 观察并记录结果。

(6) 刮痧结束后休息20 min,嘱患者要保持情绪安定,禁食生冷油腻之品。如需进行第二刮,原刮痧部位恢复才能进行。

附：扯痧、放痧、淬痧、拍痧

1. **扯痧手法** 食指和中指或拇指和食指，用力提扯患者的皮肤，使细小血管（浮络、孙络）破裂，以扯出痧点来（包括拧痧和挤痧）。

(1) 挤痧：操作者用两大拇指相对，着力挤压。

(2) 拧痧：操作者用示指和中指或拇指和示指屈起如钳状，蘸着水在患者一定的部位上用力提拧，直至出现痧点为止。

2. **放痧手法** 即针灸学的"刺络法"，也称"放血疗法"。

3. **淬痧手法** 即针灸学中灸法的"灯草灸"。

4. **拍痧手法** 用手蘸清水等拍打患者一定的部位。具体方法是：伸开手掌、手指，掌收向下，掌心面呈空心状，掌关节的指关节并齐微屈，腕关节放松。拍打时，手臂固定不动，靠手腕关节活动，呈击打式，直至皮肤出现紫红斑点为止。

二、熨疗法

中医药熨疗法是将加热后的药物或物体放于人体的某一部位或一定穴位来回慢慢移动滚烫，使药力和热力同时自体表毛窍透入经络、血脉而达到温经通络、散寒止痛、祛瘀消肿的一种外治法。

熨法在《史记》中载有："上古之时，医有俞跗，治病不以汤液、醴酒、砭石、按跷、毒熨。"《黄帝内经》已有更多记载，如"疾之居腠理也，汤熨之所及也"；"病在骨，砭针热熨"；"行苦志乐，病生于筋，治之以熨引"；"刺痹者……熨而通之"。李时珍的《本草纲目》收载熨疗方剂已达数百首之多，如："麦麸醋蒸，熨风湿痹痛"，"腰脚疼痛，天麻、半夏、细辛各二两，绢袋两个，各盛药令匀，蒸热交互熨痛处，汗出则愈，数日再熨。"由于其具有简便、价廉、灵验、快捷等特点，被历代医家所重视。

(一) 目的

将中药在体表俞穴熨烫，由于药物及热力，刺激局部经络穴位，可达到温通经络，行气活血，祛湿散寒的功效。临床研究表明药熨使局部血管扩张，血液循环加快，从而促进药物的渗透、吸收和传播，增加全身的效应。此外，药物通过皮下组织，在局部产生药物浓度的相对优势，从而发挥较强的药理作用。有些芳香类药物，能提高皮质醇的透皮能力。

(二) 熨法的分类及常用方法

1. **药熨法** 根据所用药物的剂型分为药散熨法、药饼熨法、药膏熨法。药熨法在临床中最常用。药物可以是治疗该病的内服药，也可以是服剩的药渣。多选用气味辛香雄烈之品，加热后较易透入皮肤而发挥温热和药物的双重作用。根据所用药物的不同，可有单味药物法，如吴茱萸熨、生姜熨、葱白熨、菊花熨等；复方药熨法，如平胃散熨等。药熨法多用于因风、寒、湿、痰浊、瘀血、脏腑气血亏虚、经络痹阻不通导致的各种病症。

2. **盐熨法** 盐熨法是取粗盐 500～1 000 g 放入锅内，用旺火炒爆至烫手，倒入稍厚布袋，扎紧袋口，即可熨烫 30～60 min。温度低后换另一包。适用于寒湿痹证，瘀血阻络之各种痛证，脾胃虚寒之泄泻、呕吐、呃逆、便秘、癃闭、风寒感冒之头身疼痛、胁痛等证。或用 50～100 ml 陈醋倒入盐中同炒后装入布袋后熨。

3. **砖石熨法** 砖石熨法是取干净平整砖 2 块，厚布 2 块各折成 4 层，干毛巾一条备用。将砖块放在炉上烤至烫手，用厚布包裹，在熨处上盖干毛巾，即可熨烫 30～60 min。砖块不热则更换；或砖块用火烧热上洒陈醋，用布包裹外熨患处。可用于脘腹疼痛、腹泻、腹胀、癃闭，便秘等证。

4. 蛋熨法 蛋熨法用老松节 7 两,加胡椒 7 粒,煮鸡蛋至熟,趁热将顶壳切去三分,覆在脐眼上,四周用面作圈护住,冷则更换;或用煮鸡蛋去壳,趁热在患者胸腹滚擦。用于伤寒证,证见伤寒不能分阴阳,目定口呆,身热无汗,便秘,不省人事。

(三) 操作前准备(药熨)

1. 患者准备 ① 详细询问患者的中药用药史、中药药物过敏史。② 了解患者的意识、心理状态及合作程度。③ 向患者解释操作目的、主要步骤、配合要点以及相关事项,说明所用中药的作用及可能产生的副作用,以取得患者和(或)家属对执行该操作的知情同意。④ 根据病情取合适安全体位,并检查局部皮肤状况。充分暴露药熨的部位。⑤ 嘱患者排空小便。

2. 用物准备
(1) 治疗盘、治疗碗、竹铲或竹筷、棉签、凡士林、双层纱布袋 2 个,另备大毛巾、炒锅、电炉,必要时备屏风。
(2) 准备药包:将药物置入锅内,用文火炒(或按需要加适量的白酒或醋搅拌后炒),炒时用竹铲或竹筷翻拌,至温度 60~70℃时将其装入双层布袋中,用大毛巾保温。年老、婴幼儿不宜超过 50℃。也可以将药物置入带烧烤的微波炉内,把药物烤热。

3. 环境准备 光线充足,清洁,安静。室温适宜,空气新鲜。

4. 操作者准备 服装整洁,洗手,戴口罩。

(四) 操作步骤

(1) 备好用物至患者床前。核对床号(住院号)、姓名,必要时通过腕带核对信息。
(2) 局部皮肤涂少量凡士林,将药熨袋放在患处或相应的穴位上用力来回推熨。力量要均匀,开始时用力要轻,速度可稍快,随着药袋温度的降低,力量可增大,同时速度减慢。药袋温度过低时可更换药袋。药熨时间一般 15~30 min,每日 1~2 次。药熨过程中若冷却后应立即更换或加热,若患者感到局部疼痛或出现水泡;或有头晕、心慌等,应立即停止操作,并进行适当处理。药熨后擦净局部皮肤。
(3) 操作结束后处理:① 协助患者取安全舒适卧位,整理床单位。② 清理用物,按医院消毒隔离原则处理。③ 洗手。④ 观察并记录结果。
(4) 药熨结束后叮嘱患者休息 20 min,避免过度疲劳,饮食宜清淡。

三、蜡疗法

蜡疗法是指将医用蜡加热融化后,涂抹贴敷于人体体表以治疗疾病的外治方法。蜡疗在中国有着悠久的历史,已用于很多疾病的治疗。蜡疗法最早见于《肘后备急方》,《疡医大全》详述其法,《医宗金鉴》及《串雅外编》也有记载,并称为"黄蜡灸"。明代李时珍在《本草纲目》中曾有记载:"用蜡二斤,于悉罗中熔,捏作一兜鍪,势可合脑大小,搭头致额,其病立止也。于破伤风湿、暴风身冷、脚上冻疮……均有奇效。"清代外科专家祁坤在《外科大成》一书中,对蜡疗的操作方法及适应证等方面也进行了比较全面的载述。此法操作易行,设备简单,取材容易,属温热疗法。

(一) 目的

蜡疗法的原理是利用加热的医用蜡贴敷于人体体表或某些穴位上,产生刺激作用或温热作用,使局部血管扩张,血流加快而改善周围组织的营养,促进组织愈合;或起到温通经络,行气活血,祛湿散寒,而达到温中散寒、消肿定痛之功效。另一方面,热蜡在冷却过程中,体积渐渐缩小,产生柔和的机械压迫作用,能防止组织内的淋巴液和血液渗出,促进渗出液的吸收。

(二)操作前准备

1. **患者准备** ① 详细询问患者对蜡过敏史。② 了解患者的意识、心理状态及合作程度。③ 向患者解释操作目的、主要步骤、配合要点以及相关事项,说明所用蜡的作用及可能产生的副作用,以取得患者和(或)家属对执行该操作的知情同意。④ 根据病情取合适安全体位,并检查局部皮肤状况。充分暴露蜡疗的部位。如敷穴位先进行穴位定位。对患者进行安全保护教育。

2. **用物准备**
(1) 治疗盘,温度计,绷带,无菌毛刷,棉垫等。
(2) 蜡饼的准备:将固体医用石蜡置于加热的容器内加热至融化(60℃),将玻璃纸置于容器底部,用勺子将液态蜡盛于容器中定型,蜡表层凝固后备用。
(3) 蜡袋的准备:将医用石蜡熔化后装入橡皮袋内致温度50～55℃备用,蜡液应占袋装容积的1/3左右。
(4) 蜡液的准备:将医用石蜡熔化到100℃,然后冷却到50～60℃备用。

3. **环境准备** 光线充足,清洁,安静,关窗。

4. **操作者准备** 服装整洁,洗手,戴口罩。

(三)操作步骤

(1) 备好用物至患者床前。核对床号(住院号)、姓名,必要时通过腕带核对信息。
(2) 蜡饼敷法:将准备好的蜡饼敷于选好的穴位上,用胶布或弹力绷带固定,30 min 后即可松解除去,并清洁患者足底敷蜡处。每次治疗 30 min,15 次为 1 个疗程。
(3) 蜡袋贴敷法:将蜡袋敷于患处并固定。
(4) 蜡液涂贴法:用无菌毛刷蘸蜡液向患处涂抹。在涂抹第一层蜡液时,要尽量做到厚薄均匀,面积大些,以形成保护膜。然后逐层快速涂抹至厚度为 1 cm,最后以保温物品(如棉垫)包裹。
(5) 蜡液浸泡法:将蜡液放入保温器皿中,温度控制在 50～55℃为宜,将患部浸入蜡液之中(形成较厚蜡层时开始计算浸入蜡液的时间),15 min 后抽出。脱去蜡层,每日 1～2 次,15 次为 1 个疗程。本法以四肢疾患为宜。
(6) 操作过程中,随时观察患者的局部和全身情况。如出现烫伤,即常规处理。如出现过敏现象要停止蜡疗。
(7) 操作结束后处理:① 协助患者取安全舒适卧位,清理患者身上及地面的蜡屑,以防地滑,整理床单位。② 清理用物,按医院消毒隔离原则处理。③ 洗手。④ 观察并记录结果。
(8) 操作结束后嘱患者休息 30 min 方能离开。

(四)注意事项

(1) 操作加热医用蜡时,要采用隔水加热法,以防烧焦或燃烧。
(2) 用过的蜡,其性能(可塑性及黏滞性)降低,重复使用时,每次要加入 15%～25%新蜡。应用于创面或体腔部位的蜡,不能再做蜡疗。

四、天灸疗法

天灸是指将一些具有刺激性的药物,涂敷于穴位或患处,敷后皮肤可起泡或仅使局部充血潮红。因天灸的药物是自动透到皮肤或腧穴中,所以称"自然灸"或"自灸"。又因天灸是不用任何热源进行灸治的方法,又称"无热灸"或"冷灸"或"药物发泡灸"。"三伏天灸"、"三九天灸"是指根据"冬病夏治,夏病冬治"的原理,在三伏天、三九天进行天灸的疗法。

天灸最早记载可追溯到《五十二病方》上有记载,用芥子泥敷百会穴使局部红赤治疗蛇咬伤的方法。《神农本草经》中有:"斑蝥,主恶疮,以其末和醋,涂布于疮疽上,少顷发泡脓出,旋即揭出。"《普济方》中载有:"目赤肿痛,红眼起星,生移星草,捶烂如泥,贴内关穴,少顷发泡,揭去。"《肘后备急方》有:"治寒热诸症,临发时,捣大附子下筛,以苦酒和之,涂背上。"

(一) 目的

天灸疗法的基本原理是通过药物刺激穴位产生的局部刺激作用和经络的调节作用,即穴位和药效的双重效应,借以调整机体气血功能,而调和阴阳,舒筋活络,驱邪外出,增强抗药能力,达到治病的目的。

(二) 操作前准备

1. 患者准备 ① 详细询问患者的中药用药史、中药药物过敏史。② 了解患者的意识、心理状态及合作程度。③ 向患者解释操作目的、主要步骤、配合要点以及相关事项,说明所用中药的作用及可能产生的副作用,以取得患者和(或)家属对执行该操作的知情同意。④ 根据病情取合适安全体位,并检查局部皮肤状况,充分暴露天灸的部位,并行穴位定位。对患者进行安全保护教育。⑤ 叮嘱患者贴药当天应忌食发物、生冷油腻和辛辣刺激食物。

2. 用物准备
(1) 治疗盘,配制好的药粉,新鲜姜汁,平塑料板一块,4 cm×4 cm胶布,草纸,药膏刀1把。
(2) 药贴的准备:将适量的新鲜姜汁与药粉混合,拌和,干湿适中,取少量放在平板上用药膏刀摆成方块状,然后将其分为 1 cm×1 cm 的小方块药饼,置于备好的胶布中央备用。

3. 环境准备 光线充足,清洁,安静,安全。

4. 操作者准备 服装整洁,洗手,戴口罩。

(三) 操作步骤

(1) 备好用物至患者床前。核对床号(住院号)、姓名,必要时通过腕带核对信息。

(2) 将药贴准确地敷在所选穴位上,贴穴多少,应根据病情而定,一般可选 4~6 穴,以背俞穴为主,贴药时间,成人 40~60 min,小儿 20~30 min。每次贴药相隔 7~10 d 为宜。因药粉由新鲜姜汁拌和,对皮肤刺激较强,所以调匀药时,要掌握好药粉的干湿度,避免灼伤皮肤。

(3) 天灸疗法均在"三伏天"期间进行,贴药前应把患者治疗部位的汗水用纸擦干,避免胶布不粘而脱落。颜面部,毛发多的部位,不宜贴药。

(4) 操作结束后处理:① 协助患者取安全舒适卧位,整理床单位。② 清理用物,按医院消毒隔离原则处理。③ 洗手。④ 观察并记录结果。

(5) 嘱患者休息片刻才离开。如贴药后引起水泡,小水泡可外涂烫伤膏,大水泡按外科烫伤处理,并保护创面,以防感染。

五、开天门疗法

开天门疗法是推拿法的其中一种,它依靠术者用两手十指作用于头面部穴位上,运用各种手法在体表上进行推穴道、走经络的一种传统外治手法。开天门疗法具有简便易行、行之有效、安全易学等优点,是一种既可治疗,又可保健的自然疗法。

(一) 目的

开天门疗法是以中医脏腑经络学说为理论指导,运用手法,作用于头面部的腧穴上。具有开窍宁神、平肝熄风、升阳固脱;疏风清热、通络明目、止痛等功效。现代医学认为开天门可刺激局部末梢神经,使皮下毛细血管扩张、充血,温度增高使机体产生感应,促进血液循环,加强机体代谢功能以达到治疗疾病的目的。

(二) 操作前准备

1. **患者准备** ① 了解患者的意识、心理状态及合作程度。② 向患者解释操作目的、主要步骤、配合要点以及相关事项,说明所用按摩膏或香熏油的安全性及可能产生的副作用,以取得患者和(或)家属对执行该操作的知情同意。③ 根据病情取合适安全体位,并检查局部皮肤状况,充分暴露开天门的部位。④ 叮嘱患者排清二便。

2. **用物准备** 大治疗巾(或大毛巾),按摩床1套,必要时备香熏油。

3. **环境准备** 光线充足,清洁,安静,安全。

4. **操作者操作** 服装整洁,洗手,戴口罩。

(三) 操作步骤

(1) 备好用物至患者床前。核对床号(住院号)、姓名,必要时通过腕带核对信息。

(2) 术者站于患者右侧。取穴,根据患者症状、年龄及耐受性,选用适宜的手法和刺激强度,进行按摩。术者以两手拇指指腹置于患者两眉之间的印堂穴,自印堂向上直抹到前发际处的神庭穴止。两手拇指轮流进行,反复推进20次。一般每日1次,每次10~15 min,10次为1个疗程。操作过程要随时观察患者对手法的反应,若有不适,应及时调整手法或停止操作,以防发生意外。

(3) 操作结束后处理:① 协助患者取安全舒适卧位,整理床单位。② 清理用物,按医院消毒隔离原则处理。③ 洗手。④ 观察并记录结果。

(4) 操作结束后嘱患者休息20 min方能离开。

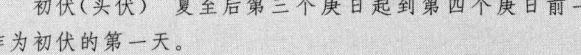

三伏天的时间计算

初伏(头伏) 夏至后第三个庚日起到第四个庚日前一天。第三个庚日为入伏,作为初伏的第一天。

中伏(二伏) 夏至后第四个庚日起到立秋后第一个庚日前的一段时间。第四个庚日定为中伏开始的第一天。农历七月前立秋者,则中伏为10 d;农历七月后立秋者,则中伏为20 d。

末伏(终伏) 立秋后第一个庚日起到第二个庚日前一天。第二个庚日定为出伏,即伏天结束。

附:2010~2014年三伏天的时间

年代	夏至日	数伏开始日	中伏天数	立秋日	末伏开始日
2010年	6月21日	7月19日	10天	8月8日	8月8日
2011年	6月22日	7月14日	20天	8月8日	8月13日
2012年	6月21日	7月18日	10天	8月7日	8月7日
2013年	6月21日	7月13日	20天	8月7日	8月12日
2014年	6月21日	7月18日	10天	8月7日	8月7日

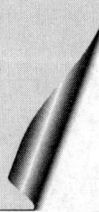

(陈佩仪)

思 考 题

1. 李某,女,45岁。自诉腰部疼痛2月余,伴左下肢痹痛一月余,平素胃纳可,睡眠差,二便调。舌暗红,苔白,脉弦。请问:

(1) 该患者患何病证?目前该患者首要解决的问题是什么?

(2) 临床上通常可采取何种中医护理技术?

2. 张某,女,46岁,已婚。2009年5月2日初诊。白带增多1年,加重1周。一年前即感白带增多,质稠色白,因无其他不适而未就诊治疗,此后白带量一直较多,1周前自觉阴部瘙痒,带下增多,色黄,黏稠,有臭气,伴胸闷心烦,口苦咽干,不思饮食,小腹作痛,小便短赤,舌红苔黄腻,脉濡数。妇科检查:外阴皮肤潮湿发红,阴道壁光滑,黏膜潮红,宫颈轻度糜烂,穹窿部积有大量混浊发黄的白带。白带常规检查,未发现霉菌和滴虫。请问:

(1) 该患者患何病证?目前该患者首要解决的问题是什么?

(2) 临床上通常可采取何种中医护理技术?

3. 李某,男,58岁。患哮喘病已经20多年,每年发作气喘、咳嗽、呼吸困难七八次,特别是一到冬天,气候转变时更易发作,是急诊科的常客。近3年来,病情越来越严重,发展到走平路时气喘不休。他在一次晨运时听说某医院有三伏天灸贴药治疗哮喘的消息后,抱着试试看的心理来贴药。他很想你回答他的问题。

(1) 三伏天是否随时可以做?什么人不能做?

(2) 做的人要注意什么?

4. 张某,女,36岁,文员。近3月来头痛绵绵,痛处喜按,得温则减,每因劳累则加剧,面色无华,舌淡脉细弱。在西医院做了一系列检查未见阳性体征。现选择开天门治疗。

请问:

(1) 你认为她是否适合选用此法?

(2) 她想了解此法的作用机制,请你告诉她。

第十二章 临终关怀

临终关怀(hospice care)是一门以临终患者生理、心理特征和为临终患者及家属提供全面照料、减轻精神压力为研究对象的一门新兴学科。生老病死是大自然的基本规律，死亡是生命过程的最后一个阶段，也是人生旅途的最后驿站，尽管每个人都不愿提及却又无法避免。当一个人处于濒死阶段时，特别需要人间的温暖、社会的尊重、精心的照顾和对亲友的依恋。为了让患者临终前处于舒适、安宁的状态，带着尊严平静的离开人世，医务人员有必要了解临终患者的生理、心理反应，才能更恰当地提供个性化的护理，提高他们有限生存时间的生命质量。同时，对临终患者家属及时给予安慰和指导，减轻他们的悲痛，帮助他们尽早重返社会。因此，本章在介绍临终关怀概念及服务理念基础上，重点阐述临终患者生理心理反应特点及有关死亡后的护理技术。

第一节 概述

一、临终关怀起源与发展

(一) 古代的临终关怀

西方可以追溯到中世纪西欧的修道院和济贫院，当时那里作为危重病濒死的朝圣者、旅游者提供照料的场所，使其得到最后的安宁；在中国可以追溯到两千多年前的春秋战国时期人们对年老者、濒死者的关怀和照顾。

(二) 现代的临终关怀

现代临终关怀运动始于英国，其标志是1967年7月英国女医生西斯莉·桑德斯博士在伦敦郊区创建的世界上第一家现代临终关怀院——圣克里斯多弗临终关怀院(St. Christopher's Hospice)。桑德斯博士的伟大实践以及她所倡导的让临终者在生命的每一时刻都能感受到人类的爱与关怀，极大地弘扬了人类的传统美德，并成为当代世界临终关怀运动发展所遵循的基本原则。由于她对促进现代世界临终关怀运动的发展做出了积极的贡献，被国际学术界誉为"点燃世界临终关怀运动灯塔的人"。临终关怀服务也因此首先在英国得到了快速发展。到了20世纪80年代中期，英国已经建立各种类型的临终关怀服务机构达600多个，其中独立临终关怀机构160多家，家庭临终关怀机构300多个，日间临终关怀机构150多个，其他类型的临终关怀服务机构和团队140多个。从此以后,美国、法国、日本、加拿大、荷兰、瑞典、挪威、以色列等60多个国家相继出现临终关怀服务。

1988年7月我国天津医学院在美籍华人黄天中博士的资助下,成立了中国第一个临终关怀研究中心,同年10月上海诞生了中国第一家临终关怀医院——南汇护理院。这些都标志着我国已跻身于世界临终关怀研究与实践的行列。此后,沈阳、北京、南京、河北、西安等省市都相继开展临终关怀服务,建立临终关怀机构。2008年4月,广州投资2300万元建成国内首家临终关怀大楼,取名为"慈善大楼",共5层,床位200多张。临终关怀把医学对人类所承担的人道主义精神体现得更加完美,它是一项利国利民的社会工程。

二、临终关怀理念

1. **以治愈(cure)为主的治疗转变为以对症为主的照护(care)** 临终关怀是针对各种疾病的末期如晚期肿瘤,治疗不再生效,生命即将结束者,这些患者不可能治愈,只采取姑息性治疗,以控制症状,解除痛苦,消除对死亡的焦虑、恐惧为主,获得心理、社会支持,使其得到最后安宁。

2. **以延长生存的时间(time)转变为提高生命的质量(quanlity)** 临终患者的生存时间是有限的,目前有关临终期的期限各个国家尚未统一。美国是6个月,日本是2个月,而我国北京松堂医院经过10年对10万多病例的研究认为我国临终期确切的是280天。研究统计表明,传统的一味强调延长临终患者有限生存时间的治疗方法,其结果一方面加重了患者的痛苦,另一方面治疗带来的副反应极有可能加速患者的死亡。所以临终关怀以提高其临终阶段生命质量为宗旨,让患者在有限的时间里,能有清醒的头脑,在可控制的病痛中,接受关怀,享受人生的余晖,维护死者尊严,充分体现人类对生命的热爱。

3. **尊重临终患者的尊严(dignity)和权利(rights)** 临终关怀认为只要患者意识清醒,仍有个人的尊严和权利。医护人员应注意维护和保持人的价值和尊严,在临终关怀服务中对患者充满爱心、耐心、细心、关心和同情心,应允许患者保留原有的生活方式,尽量满足其合理要求、保留个人隐私权利、参与医护方案的制定,也尊重患者选择死亡的权利,力求使其在最少痛苦的情况下,舒适、平静、有尊严地告别人生。

4. **注重临终患者家属的心理支持(mental support)** 在对临终患者护理的过程中,临终患者家属也承担着巨大的压力,伴随着亲人逝去,会带来不同角色关系的失落,丧亲者可出现震惊、怀疑、怀念、不满、苦闷、绝望等不同反应,医务人员适时指导,给予家属心理、社会支持,及妥善的尸体料理可以减轻他们的悲痛,从而接受现实,尽早重返社会。

三、临终关怀组织形式

(一)临终关怀专门机构

临终关怀专门机构具有医疗、护理设备和一定的娱乐设施,家庭化的危重病房设置,提供适合临终关怀的陪伴制度,配备一定专业人员,提供临终患者服务,如上海南汇护理院。

(二)综合性医院内附设临终关怀病房

综合性医院内附设临终关怀病房,是利用医院内现有的物质资源,提供临终患者医疗、护理、生活照料,避免临终患者及家属产生遗弃的不良感觉。如综合医院设有的老年病房。

(三)居家照料

居家照料是医护人员根据临终患者的病情,每日或每周数次探视,提供临终照料。居家照料,对患者来说,在生命的最后一刻能感受到家人的关心和体贴,减轻其生理上和心理上的痛苦;对家属来说,能尽最后一份孝心。使逝者死而无憾,生者问心无愧。美国主要以居家照料为主。

四、临终的公共关怀

随着世界老龄化时代的开始,临终关怀的兴起和发展是众望所需,大势所趋。但相对于需要金钱购买的临终关怀而言,我们更期待公共关怀。构成公共关怀的三个不可或缺的要素。

(一) 医疗保障等社会福利政策

没有医疗保障体系的建立,"没钱治病、只能等死"的悲剧就会反复上演,享受人生最后的夕阳红只能是无谓的奢望。在许多发达国家,临终关怀机构中相当部分属于非盈利的机构。如美国的临终关怀机构 65% 是非盈利性质,临终关怀的总费用中医保支出占 65.3%。而目前国内的医疗保障体制尚未完善,医院增设部门还是以营利为首。

(二) 志愿者组织

临终关怀是需要全民参与的一项社会工程。除了需要专业的医护人员外,还需要有数量庞大的、经过专业培训的义工等志愿者组织,没有社会的爱心人士,照料残疾人士或病患等弱者的任务只能落在亲人身上。这不但加重了个体的负担,而且,由于他们缺少来自社会的关爱,对生活的热情在长久的寂寞中渐渐消散。

(三) 关怀弱者的公共管理理念和社会风气

尽管世界各地,各个民族的精神信仰、法律宗教不同,但帮助弱者,保护弱者是全世界共同呼吁的心声和原则。没有一种关怀弱者的公共管理理念和社会风气,我们很难为那些弱者点燃生活的希望之灯。

第二节 临终患者和家属生理心理反应及护理

一、临终患者生理反应和护理

临终期的患者各项生命体征都处在进行性的衰减阶段,各大生理系统功能也在进行性的减弱和丧失,作为临终关怀的工作人员,只有了解临终期患者的生理反应和变化特点,才能提供更合理的,有效的护理措施(表12-1)。

表12-1 临终患者生理反应和护理

生 理 变 化	临 床 表 现	护 理 措 施
肌张力丧失 (Muscle tone decreased)	无法进行自主躯体活动,大小便失禁,便秘,尿潴留,希氏面容	促进舒适:更换卧位,勤翻身,做好皮肤、口腔、大小便等的护理
胃肠道蠕动减弱 (Gastric peristalsis decreased)	恶心、呕吐、食欲不振、呃逆、腹胀、便秘、脱水、口干、体重减轻	营养支持:增进食欲(注意食物的色香味,做好心理支持,必要时,胃肠外营养)保证营养、加强监测

(续表)

生理变化	临床表现	护理措施
循环功能减退 (Circulation function decreased)	皮肤苍白、湿冷、四肢发绀、脉搏细弱或测不出,血压降低或测不出	改善循环:加强观察(体温、脉搏、呼吸、血压、皮肤色泽和温度)、保暖
呼吸功能减退 (Respiratory function decreased)	呼吸表浅或频率不规则,或出现鼻翼呼吸、潮式呼吸、张口呼吸等	改善呼吸:通风、吸氧(神志清醒者半卧位,昏迷者头偏向一侧)、吸痰
疼痛 (Pain)	烦躁不安,生命体征改变,瞳孔放大,不寻常的姿势,疼痛面容	减轻疼痛:药物(WHO推荐的三步阶梯疗法)、针灸、按摩松弛术等
视觉改变 (Visual perception changed)	逐渐减退,由模糊到只有光感,最后消失,眼部分泌物增多,眼睑干燥	保护眼角膜:湿纱布拭去眼部分泌物,如眼睑不能闭合,涂红霉素眼膏或覆盖凡士林纱布,禁忌肥皂水洗眼
听觉改变 (Hearing changed)	是临终患者最后消失的感觉	与患者语调柔和交谈,语言清晰,采用触摸等非言语行为

二、临终患者心理变化和护理

任何一个人当面对死亡时,其心理反应都是十分复杂的。心理学家罗斯博士(Dr. Elisabeth Kubler-Ross)观察了400位临终患者,提出临终患者通常经历五个心理反应阶段,即否认期、愤怒期、协议期、忧郁期、接受期(表12-2)。

表12-2 临终患者的心理变化和护理

阶段	心理反应	护理措施
否认期 (Denial stage)	突然获悉身患绝症,是正常防御机制,几乎都有,短暂,怀着侥幸心理四处求医,希望属误诊,有些人延续此期至死亡	坦诚相待,耐心倾听,言语一致;经常陪伴,主动关心,循循善诱,既不揭穿患者的防御机制,也不要欺骗患者
愤怒期 (Anger stage)	病情每况愈下,气愤命运弄人,抱怨甚至斥责周围人,充满嫉恨,难以接近或不合作	愤怒是患者发泄负面情绪,保持心理健康的有利方式,向患者家属解释并劝慰指导家属一起认真倾听,给予宽容、关爱和理解,适当制止破坏性行为
协议期 (Bargaining stage)	开始接受事实,向医务人员提出要求,甚至许愿做善事,怀抱希望,积极配合,尽力延长生命	是患者最积极参与治疗的时期。加强指导、护理,灌输临终关怀精神方面、死亡教育的内容,尊重信仰,鼓励患者宣泄内心感受
忧郁期 (Depression stage)	病情日益恶化,所有努力徒劳,出现悲伤等反应,甚至轻生念头,交代后事或会见亲友	多同情眷顾,给予精神支持,尽量满足患者的合理要求,如:安排亲朋好友见面、相聚,并尽量让家属陪伴身旁,防自杀
接受期 (Acceptance stage)	对死亡有准备,不再恐惧,显得平静、疲倦,身心极度衰弱,对周围无兴趣,希望安静独处	予安静、舒适环境,不勉强与人交谈,继续尊重陪伴,关心支持,让其安详宁静告别人间

三、临终患者家属的照护

临终患者的家属,也会经历否认期、愤怒期、协议期、忧郁期、接受期的心理反应阶段。临终患者常给家庭带来生理、心理、社会压力。他们在感情上难以接受即将失去亲人的现实,在行动上四处求医,以求得奇迹出现,延长亲人的生命。当看到亲人死亡不可避免时,他们的心情十分沉重、苦恼、烦躁不安,是临终患者家属的心理应激过程,有时会影响身心健康,医务人员应同情理解,给予支持。

1. **满足需要** 一人生病,牵动全家,医务人员多关心体贴他们,了解他们的需要,如患者病情、医疗人员组成、被关怀和支持程度,了解后事处理事宜,有关经济补助及保险等,尽量解决实际困难。

2. **解释沟通** 向家属解释临终患者生理心理特点和原因,消除疑虑,理解患者,给予患者最大程度支持,配合可行的治疗和护理措施。注意提供安静隐私交流环境,耐心倾听、取得信任。

3. **参与照顾** 鼓励家属参与照护活动,如擦浴、喂饭、洗漱等,协助医院环境中的日常家庭活动,如共进餐,看电视等,使其在此过程中获得心理慰藉,减轻丧亲后的悲伤反应。

第三节 死亡后护理

死亡后护理包括死亡者的尸体护理和丧亲者居丧期护理。现代生命科学技术的发展使人们树立了一种全新的生命观念,以"生命质量论"为底座,以"生命价值论"为指导,倡导人们科学地对待生命,直面死亡。辨证死亡观是人坦然、直面生命终结的死亡观,是人类社会文明进步的一个重要标志,把人的死亡视为一种既具有生物学因素也具有生理学因素及社会学因素的综合性现象,科学地指出了死亡对于人的不可避免性。只有医务人员树立辨证死亡观,才能客观而坦然地看待尸体护理,并对丧亲者实施居丧期护理。

一、死亡概念

死亡(death)是指个体生命功能不可逆的永久终止(生命的终止,自我意识的丧失)。生命科学认为,死亡是指个体生命功能不可逆的永久终止(机体生命活动和新陈代谢的终止,自我意识的丧失)。《辞海》把人和高等动物的死亡分为三类:一是因生理衰老而发生的生理死亡或称自然死亡;二是因各种疾病造成的病理死亡;三是因机体受到机械的、化学的或者其他因素的影响所导致的意外死亡。研究死亡有助于人们正确理解和掌握死亡的价值与意义,主要体现在四个方面:首先,死亡在整个生命过程中所占的时刻是瞬间的,但它的影响却被覆人的一生,它能够促使人们领悟生命的真谛和生活的目的,成为推动生活的巨大动力;其次,死亡是人类生存发展必不可少的内在因素和特殊推进器;再次,死亡有助于促进人类智慧的更新和素质的提高;此外,从生死共在、无死无生的角度来看,死亡更是须臾不可缺少的人生重要环节,是所有生命都不可避免的最终归宿。通过对死亡进行研究,有助于人们正确了解和认识生老病死以及健康、疾病等众多生命现象。

(一) 死亡的标准

1. **传统标准** 心跳、呼吸停止,瞳孔散大而固定,所有反射消失,心电波平直。

2. **现代标准** 1968年美国哈佛大学提出脑死亡标准为:① 对刺激无感受性及反应性。② 无运动、无呼吸。③ 无反射。④ 脑电波平坦。24 h内反复复查无改变,并排除体温过低(>32℃)及中枢神经抑制剂的影响即可诊断。

把脑死亡作为判定死亡的标准要比传统的心肺死亡标准更科学,其原因:一是给脑死亡者提供人工器械维持生命,从能源利用角度说,是浪费资源。二是器官移植的发展,使得许多危重患者有望获救,但可供移植的器官供体来源匮乏,致使其中大多数人坐以待毙,如果脑死即人死的标准能够以法律的形式固定下来,那么就为合法取用脑死者的器官用于人体器官移植提供了前提条件。

(二) 死亡过程的分期(表 12-3)

表 12-3 死亡过程的分期及表现

分 期	特 点	临床表现	持续时间
濒死期(dying stage)	可逆性脑干以上功能抑制	意识模糊、呼吸微弱、心跳减弱、细胞代谢障碍	随患者机体状况及死亡原因而异,年轻强壮者、慢性病患者较年老体弱者及急性病患者濒死期长;猝死、严重的颅脑损伤等患者可直接进入临床死亡期
临床死亡期(clinical death stage)	可逆性大脑皮层下、延髓处于极度抑制状态	心跳、呼吸完全停止;瞳孔散大;各种反射消失;但各种组织细胞仍有微弱而短暂的代谢活动	此期一般持续 5~6 min
生物学死亡期(biological death stage)	不可逆性	各种组织细胞代谢活动停止;尸体相继出现尸冷、尸斑、尸僵、尸腐	尸冷:最先出现,约 24 h 与环境温度相同 尸斑:死亡后 2~4 h 出现 尸僵:死后 1~3 h 出现,4~6 h 扩展到全身,12~16 h 发展至高峰,24 h 后缓解 尸腐:死亡 24 h 后出现,从右下腹开始

二、尸体料理

确认临床死亡后,一方面通知死者家属探视遗体,如家属不在,尽快电话通知。另一方面,及时准备尸体料理(postmortem care)的用物。尸体料理是对临终患者实施整体护理的最后步骤,也是临终关怀的重要内容之一。尸体护理的目的是为了维持良好的尸体外观,既可防止尸体僵硬,也可避免对其他患者的不良影响。应以唯物主义死亡观和严肃认真的态度尽心尽职做好尸体护理,尊重患者遗愿,满足家属合理要求,不仅是对死者人格的尊重,而且是对死者家属心灵上的安慰,体现了人道主义精神。

(一) 目的
(1) 维持良好的尸体外观,易于辨认。
(2) 安慰家属,减轻哀痛。

(二) 操作前准备
1. **死者准备** ① 停止死者一切治疗和护理。② 评估死者状态,包括诊断、治疗、抢救过程、死亡原因及时间、尸体清洁程度、有无伤口、引流管等。③ 死者家属对死者的知情情况和对死者死亡的态度。④ 填写尸体识别卡(表 12-4),一式 3 份。

表 12-4 尸体识别卡

姓名_____	住院号_____	年龄_____	性别_____
病室_____	床号_____	籍贯_____	诊断_____

住址_____

死亡时间_____年_____月_____日_____时_____分_____

护士签名_____

_____医院

2. 用物准备

(1) 治疗盘内备衣裤、一次性尸单、血管钳、不脱脂棉球、剪刀、尸体识别卡3张(表11-4)、梳子、松节油。

(2) 擦洗用具、屏风。

(3) 有伤口者备换药敷料，必要时备隔离衣和手套。

3. 环境准备 安静、肃穆，屏风遮挡，劝慰家属，请死者家属暂离病房或把死者家属安置在休息区。

4. 操作者准备 服装整洁，洗手，戴口罩。

(三) 操作步骤

(1) 备齐用物至死者床前。

(2) 撤去一切治疗用物(如输液管、氧气管、导尿管、引流管等)。

(3) 尸体仰卧，垫枕，大单遮盖(防止面部淤血变色)。

(4) 洗脸，维持自然面容(有义齿者代为装上，闭合口、眼。若眼睑不能闭合，可用毛巾湿敷或于上眼睑下垫少许棉花，使上眼睑下垂闭合。嘴不能闭紧者，揉下颌或用四头带托起下颌，目的是维持尸体外观及完整性)。填塞孔道，伤口包扎封闭，有体内置管者(如锁骨下穿刺等)在体外1~2 cm处剪断，反折用胶布包扎，为死者擦净全身。穿衣裤，右手腕部系第一张尸体识别卡。

(5) 一次性尸单包裹尸体(足、左右、头部)，在胸、腰、踝部用绷带固定，在腰部系第二张尸体识别卡。

(6) 通知太平间工作人员，将第三张尸体识别卡转交工作人员。必要时，协助其移送太平间，将第三张尸体识别卡放于尸屉外。

(7) 操作后处置：① 将死者遗物点清并交家属后在病历签名(尤其是贵重物品)。② 床单位非传染病死者按一般出院患者方法消毒处理，传染病死者按传染病患者终末消毒方法消毒处理。③ 医护人员自我清洁，必要时更换工作服。④ 签名记录。

(四) 注意事项

(1) 体温单上记录死亡时间，注销各种执行单(治疗、药物、饮食卡等)。

(2) 若家属不在，应由两人清点死者的遗物后，列出清单交护士长保管。

三、丧亲者护理

丧亲者，即死者的家属，主要指失去父母、配偶、子女者(直系亲属)。患者逝世对病者是解脱，对亲者是悲痛极点，是重大生活事件，是最强的应激事件。最重大深刻的失落莫过于配偶或孩子的死亡，悲哀是适应失落的一种正常的应有的过程，可暂时降低个人功能，并需要时间恢复。因此应给予丧亲者情绪上支持和心理疏导，缓解其身心痛苦，使其早日从悲痛中解脱出来。

(一) 丧亲者的身心变化

1. 震惊与怀疑 起始于死亡时，持续至葬礼后几天或几周不等。本期的特点是拒绝接受丧失，感觉麻木，否认。生者有不真实感觉，暂时性"安然接受死亡"，葬礼后这种感觉转变为痛苦和分离的感觉。表现为全身无力、喉部紧迫、出汗、深叹息、厌食等；或久坐不做任何事；或异常亢进无法安坐和睡；同时可出现极端情绪，例如伤心、悲哀、愤怒、内疚或无缘由笑，难以集中注意力。此外，"寻找行为"常见，包括梦到亡故者生还、看到亡故者、感受到亡故者的触摸等。这是一种防卫机制，将死亡事件暂时拒之门外，让自己有时间调整，在急性死亡事件中最明显。

2. **怀念和不满** 几周时间内处于怀念和拒绝的情感中,愤恨医务人员不能"起死回生","嫉恨"与亲人在一起者,甚至希望其亦经历亲人死亡,难以与他人分享感情和思想。

3. **苦闷、混乱和绝望** 麻木和狂怒情绪逐渐减退,开始承认现实,感到孤独、压抑和失去生活意义。记忆力下降和注意力难集中增加苦闷感,担心情绪失控而趋向自我为中心,令亲朋不悦。重新体验"生命之脆弱",可能强烈恐惧或担心家人的幸福。同时,也可能会吸烟过多或使用过量药物或酒精,睡眠不足。

4. **识别** 丧亲者会采纳已故亲人的一些行为和优良品质及特殊习惯,有些人会出现他们的亲人最后一次生病时的某些症状。

5. **重组和恢复** 随着时间流逝,悲哀的感受和症状逐渐消退,一般在失落后6个月至几年内。有可能长也可能短。当生活再一次有意义时,重新感到幸福和安宁。尽管生活稳定,失落的痛楚可伴随终生,常常出现在与已故者的生日、祭日或家人聚会日。家属从悲伤中得以解脱,重拾生活兴趣,永远怀念逝者。

(二) 影响调适因素

1. **对死者的依赖程度** 家人对死者经济上、生活上、情感上依赖性越强,面对患者死亡后的调适越困难。常见于配偶关系。

2. **病程的长短** 急性死亡较慢性病死亡病例的家属,更难接受事实。

3. **死者的年龄与家人的年龄** 死者的年龄越轻,家人越易产生惋惜和不舍,增加内疚和罪恶感。

4. **其他支持系统** 亲朋好友、各种社会活动、宗教信仰、宠物等,能提供支持满足其需要,则较易调整哀伤期。

5. **失去亲人后的生活改变** 失去亲人后生活改变越大、越难调适。

(三) 对丧亲者护理

1. **做好尸体护理** 体现对死者的尊重,对生者的抚慰。

2. **鼓励家属宣泄感情** 痛哭往往是这一期主要的表现。荷兰 Utrecht 大学的心理学家 Margaret Stroebe 等人整合了以往的大量研究,提出应根据不同的依恋类型给予不同的悲伤辅导。① 安全依恋型:他们在一段时间后一般能够"自愈",逐步地回归到正常的生活中。因此不需要过多地进行干预,而只需给予充分的理解和情感支持。② 不安全-逃避型:往往逃避、压抑甚至否认与逝去者之间的内在情感,因而可能在将来影响他们的健康。帮助者应当采用适当的方式解除其看似"刀枪不入"的"盔甲",促其直面内心的情感,从而适当地宣泄其内在的积郁或是悲伤。③ 不安全-矛盾型:常常会沉入"无尽"的悲伤中,生活似乎在亲人去世之时就结束了。帮助者应当促使他们尽量离开与丧亡者相关的事物,更多地参与一些新的社会活动,如鼓励他们参加集体运动或参与一些社区团体和公益活动。这样慢慢地,通过适当的恢复导向经历,他们也许能够在生活中重新找回生命的"重心",回归到生活的正常轨道来。④ 不安全-不一致型:他们表现出自我描述的不一致,帮助者应让他们有更多的倾诉机会,以帮助他们发展出关于逝去者的一致性陈述。

3. **尽量满足丧亲者的需要** 丧亲是人生中最痛苦的经历,应尽量满足丧亲者的需求,无法做到的需善言相劝,耐心解释,以取得谅解和合作。

4. **鼓励丧亲者之间互相安慰** 去观察发现死者家属中的重要人物和"坚强者",鼓励他们相互安慰,互相给予支持和帮助。

5. **尽力提供生活指导、建议** 协助丧亲者重新建立新的生活方式,培养新的兴趣爱好。鼓励其参加各种社会活动,因为活动本身就是复原,一种治疗。通过活动,抒发郁闷,获得心理安慰。国外对有经济困难的,帮助联系社会相关部门,进行就业指导。建议家庭重组合,社会支持系统等,使丧亲者感受人世间的情谊。

6. **必要时丧亲者随访** 对难以释怀的家属,定期做心理疏导,并进行追踪服务和照护。通过电话、邮件、上门等方式随访。

(卜秀梅 李 瑜)

思 考 题

1. 现代临终关怀的理念是什么?
2. 刘某,男,60岁。患脑溢血,现昏迷,反应迟钝,肌张力消失,心跳减弱,血压降低,呼吸微弱。请问:
  (1) 此患者属于死亡过程的哪一期?
  (2) 如果患者1h后确诊死亡,你该做些什么?
3. 王某,男,30岁。外出打工,回家路上遇车祸,不治身亡。家有70岁老母、妻子及一岁儿子。平时经济来源主要靠王某打工所得。妻子得知噩耗,表情淡漠,事不关己,请问:
  (1) 此时妻子处于心理变化的哪一期?
  (2) 整个过程,如何能有效劝慰死者家属节哀?

参 考 文 献

1. 钱元诚. 呼吸治疗的基础与临床. 北京：人民卫生出版社, 2003.
2. 姚蕴伍. 护理基础教程. 杭州：浙江大学出版社, 2003.
3. Perry. Peterson. Potter. Basic Skills and Procedures. Fifth Edition. New York：Mosby. 2003.
4. 程爵棠, 程功文. 百病中医穴位注射疗法. 学苑出版社, 2004：1～24.
5. 王启才. 穴位注射疗法. 上海：上海科学技术出版社, 2004：2.
6. 余菊芬. 护理概论与护理技术. 北京：高等教育出版社, 2005.
7. 姜安丽. Fundamentals of nursing. 北京：人民卫生出版社, 2005.
8. 孟宪武. 优势-全人全程全家临终关怀方案. 杭州：浙江大学出版社, 2005.
9. 李小寒, 尚少梅. 基础护理学. 第4版. 北京：人民卫生出版社, 2006.
10. 曹伟新, 李乐之. 外科护理学. 第4版. 北京：人民卫生出版社, 2006.
11. 周秀华. 急危重症护理学. 第2版. 北京：人民卫生出版社, 2006.
12. 2005年美国心脏学会心肺复苏和心血管急救指南.
13. 姜安丽. 新编护理学基础. 第1版. 北京：人民卫生出版社, 2006.
14. 尤黎明, 吴瑛. 内科护理学. 第4版. 北京：人民卫生出版社, 2006.
15. 杨晓霞, 赵光红. 临床管道护理学. 北京：人民卫生出版社, 2006.
16. 钟华荪. 静脉输液治疗护理学. 北京：人民军医出版社, 2007.
17. 王斌全, 赵晓云. 灌肠的发展历史[J]. 护理研究, 2007, 21(8)：2161.
18. 钱溥, 钱志华. 临床实用灌肠疗法. 北京：人民军医出版社, 2008：6.
19. 马玉萍. 基础护理学. 北京：人民卫生出版社, 2009：4.
20. 中华人民共和国卫生行业标准. 医务人员手卫生规范. 2009：4.